JN098135

精神療法トレーニングガイド

Training in Psychotherapeutic Approaches for Residents

藤山直樹
津川律子
堀越 勝
池田暁史
笠井清登
=編

日本評論社

スーパービジョンをはじめよう

笠井清登

精神科はなぜ重要か？ という問い

　医学・医療のなかで精神科はなぜ重要なのだろうか。日本の医学・医療における精神科の位置づけの低さをなんとか変えたいと思っている精神科医であれば、「患者数が多くDALYs（障害調整生命年：世界銀行や世界保健機関で採用されている、疾患に伴う負荷を表す指標のひとつ）が高いうつ病や認知症を対象疾患としているから」と答えるかもしれない。しかし、それではうつ病はプライマリケア、認知症は脳神経内科でカバーできるではないか、と切り返されると意外に反論が難しい。もう少し気の利いた精神科医に、他科の医師と比べたときのあなたたちの能力は？ と聞くと、医療コミュニケーション、精神療法、行動科学的視座などと答えるのではないだろうか。しかし、コミュニケーション、共感、患者中心、ラポールの形成などの言葉は、そのヒューマニスティックな重要性について、医療者のみならず市民の誰もが疑わないものである一方、その深い意味について改めて問われると、私自身もかつてそうであったが、返答に詰まってしまう。つまり市民・医療者のみならず、精神科医であってもほとんど自覚していないのである。これでは、医療のなかで精神科はなぜ重要なのか、精神科医はなぜ必要なのか、つまり精神科医の専門性とはなにかは明確に定義されず、したがってトレーニングとして継承されない。

この出会いはどうして生じたのか？

　2年間のスーパーローテート（プライマリ・ケアを中心とした必修の初期臨床研修）を終えて、専門研修を目指してやってくる若き精神科医たち（専攻医。本書では、より普及している「研修医」に用語を統一した）が、精神科病棟や外来で初対面の患者さんと接するとき、どのような思考や感情が動いているのだろうか。私自身、若い頃のことをいま思い起こすと恥ずかしくて穴があったら入りたい気持ちになる。症状の把握や鑑別診断、どのような処方が合いそうか、場合によって病識の乏しい患者さんだったりするとどのように入院に同意していただこうか、といったことが頭のなかのほとんどを占めており、こころを使っていなかった。

　「そもそも精神科に限らず、医療にやってくる方々は、なにを求めて、なぜ来られているんでしょうね？」と研修医や医学生に尋ねると、少し間をおいて「病気を治そうと思ったから」と小声で自信のなさそうな答えが返ってくる。「ではなぜ病気を治そうと思ったのでしょうね？」とさらに聞くと、「うーん」と考え込んでしまう。しかしたとえ偉いお医者さんに聞いたとしても、「望む生活や人生を取り戻すため」という答えはなかなか返ってこないであろう。症状のために影響を受けている生活や、病気により支障をきたしている人生を立て直す、という目的を実現するための「手段」（にすぎない）が医療である、ということに医療者自身、驚くほど無自覚である。

　医療機関にみずから訪れる方の場合、上記のことはまだ理解しやすい。しかし、みずからの病気を認識していない人、治療を望んでいない人、医療が助けになると思っていない人、医療に対して過去に嫌な経験のある人など、「助けてが言えない」人が実際には多い。たしかに、なかには医療という支援構造に無理に当てはめないほうがよい人もいるかもしれない。しかし、出会った当初は難しくても、次第に医療者との間

に関係が築かれ、最終的にご本人が望む生活と人生の回復に、医療や医療者の存在が助けになったと感じることも多い。こうした対人支援は、結果論的ではあるが「必要なお節介だった」といってもよいのではないだろうか。

生活や人生ってなんだろう？

　こうして考えると精神症候学や診断学の前に、（助けを求めるという、ケアされる人とケアする人の間に関係が成立するための条件が整っていない状況下で）関係を築くためのスキルが医師には求められる。おそらく精神科医の専門性とは、この関係構築力にあるのではないだろうか。

　では対人支援において、人と人との間に関係が構築されるとはどういうことだろうか。その理解のためには、人間はどう生きているのか、人が望む「生活」や「人生」とはなにかということを改めて考えてみる必要がある。従来の行動科学は、その瞬間瞬間の意思決定という短期的な時間スケールの行動について、その心理学的構成概念や脳基盤を扱ってきた。しかし、日々の家事・労働・余暇といった習慣的行動の積み重ねとしての中期的な時間スケールの行動である「生活」や、年単位の長期的な時間スケールの行動である「人生」については、そもそも問題設定すらなされてこなかった。上述のDALYsの計算式も、あえて単純化するなら患者数×生活×人生のかけ算に生命影響を加味したものだし、国の医学研究費配分機関のキャッチフレーズも３つのLife（生命・生活・人生）ではあるが、では生活ってなに？　人生ってなに？　と聞かれると誰も説明ができない。

価値に基づく診療って？

　1人の人間において、その生活と人生をドライブしているものになにか名称を与えるとすれば、それは価値（value）の本来的定義であろう[1]。価値とは行動になんらかの指向性を与える動因だからである。ここでいう価値とは、誰にとっても同様な価値をもつ真・善・美のような、外界・対象側にあると考えてもよいものではなく、その人特有に行動をドライブする、個人に内在化され個人化された価値のことである。英国の精神科医・哲学者であるFulfordらが提唱しているvalues-based practice（VBP）[2]でいうvalues（ひとりひとりに固有で多様であるという意味で複数形が用いられている）も、Fulford自身はあまりvaluesについて行動科学的な定義を試みていないが、そのような意味で用いられている。繰り返すが、価値という言葉を人に用いると、「あの人は価値がある」とか「私は無価値だ」とか、価値のあるなし、高低の話だと誤解されやすいが、ここでいう価値は他者と比較可能な価値ではない。

　この価値は、いわゆる価値観という一般になじみのある概念を含むものだが、"観る"というと狭義には本人に自覚されたものだけを指すので、価値＝価値観ではない。価値とは、価値観（価値意識）だけでなく、自覚されず意識されていないもの、あえて名称を与えるなら価値無意識といったものを含む。人の生活や人生は、多くは意識されていない価値に支えられている。もちろん環境は生活や人生を大きく左右するが、人の生活や人生はそれだけで決まっているのではなく、その人に固有な価値にドライブされ、その人らしさの源になっている（主体価値）[1][3]。

　この価値は、思春期までに親子関係を通じて継承されたり、親との関係性の葛藤的状況やトラウマにより複雑な様相をもって形成されると考えられる。また、とくに同世代との仲間関係（いじめなどの負の関係も含む）やより広い社会との関係に感受性が高まる思春期以降には、対人

関係の取り方や社会に対する本人の認識や構えなどの価値が構築されていく(4)。

精神科医がこころを使い、関係を築けるように

対人支援場面を想定すると、ケアを受ける側の価値には本人が気づいていない部分もある（価値無意識）。また、本人が意識のうえではケアを求めていないなど、往々にして医療者自身の価値や、医療者がよって立つ医療という制度がもつ社会構造的な価値とは一致しない。こういったケアする人とされる人の価値の違いの存在に"informed"になることが関係構築の第一歩であろう(5)。

本人の価値の多くは意識されていないため、それを理解するには、力動的な視点と態度が役立つ。力動的な視点とは、本人の価値無意識が、父親や母親との関係でどのように形成されてきたかという理解の方法が、本人の心理や行動の理解に役立つということである。力動的な態度とは、本人の価値無意識という、見えない、触れようのないものに近づくために、医療者自身の心がどのように動かされ、価値と対立するのかを観ることを通じる、という態度のことである。TPAR（Training in Psychotherapeutic Approaches for Residents）の代表スーパーバイザーの藤山直樹先生が、非精神分析的状況においても精神科医は「こころを使うように」(6)とおっしゃっているのは、このようなことかもしれないと思っている。

「米国の精神医学では、かつて力動的精神医学が盛んであったが、現代ではDSM-5、生物学的精神医学、認知行動科学に完全にとって代わられた」との極端な言説が日本の精神科医の間でなされるのを聞く。しかし実際に米国精神医学会に顔を出すと、若手精神科医の訓練に力動的精神医学がまだまだ息づいていることに気づかされる。一方、日本の精神医学の状況は、操作的診断基準や客観的バイオマーカーなどの導入に

よる医学モデルへの仲間入りに躍起となり、DSM-5診断→ガイドラインに従った薬物療法の種類選択というデジタル化が甚だしく、若手精神科医が「こころを使えなく」なってきている。

こうした危機感から、東京大学精神医学教室では、優れた精神分析家や心理臨床家らの協力のもと、後期研修医が入院病棟で担当した（非精神分析的設定での）患者との面接を逐語的に記録して、1対1〜2でスーパービジョンを受ける試みを2014年9月から開始した。

自分自身を知る

安定した関係を築くのが難しい患者であればあるほど精神科医の心には、患者の無意識が投げ込まれ、対象関係上の葛藤が映し出され、精神科医はなんともいえない苦しい気持ちや怒りを感じることになる。精神科医にとってそのことを持ちこたえることは非常に難しく、患者の心に触れることができずに、話題をそらしてしまったりする。こうした自分のクセについてスーパービジョンを通じて知り、よりよい面接につなげようとすることがなければ、誰しも自己愛を傷つけられたくはないので、面接室という密室のなかで患者と精神科医の関係はどんどん自己流のものになっていってしまう。TPARは、精神科医が自分自身の価値の形成過程を知り、精神科医として、人として成長することにも役立つものと思う。

TPARのような取り組みは、精神分析家でなくても精神療法に経験の豊富な精神科医や心理職の方が身近にいれば、全国の精神医学教室で取り組むことができる。また、非精神分析的状況においても非常に有用である精神分析理論の基礎を学びたい人には、さまざまな機会[7][8]が用意されているので活用してほしい。これによりすべての精神科医が、患者と自身の、主観と行動と人生と関係性の背景にある見えないなにかを観、触れ、取り扱えるようになること、それをもって精神科医の専門性

が確立することを願っている。

TPARの倫理
：専門医教育が目指すべきこと、目指すべきではないこと

　TPARのスーパーバイザー陣の顔ぶれや、「精神科医がこころを使えるように」といったキャッチフレーズは、TPARがすべての精神科医の専門医教育において、第二水準の精神療法のいずれかの専門家となることを目指しているのではないか、という誤解を生じやすいかもしれない。

　TPARのスーパーバイザーの１人、池田暁史先生は、精神科医の精神療法教育を３段階に分類している[9]。①自分の心の動きや、自分と他者の心の関係性についてのメタ認知トレーニングとして行われる第一水準の精神療法について、事例検討会を通じて教育する、②第一水準のそれに、特定の人間観、思考の方法や技法が追加されたものである第二水準の精神療法のいずれかの専門家がスーパーバイザーとなり、オフィス訪問型の小グループ制で第一水準の精神療法を教育する、③第二水準の精神療法のいずれかを実践し、スーパービジョンを受ける、というものである。日本の状況は①に留まるか、それすら行われていない場合も多い。本書で紹介するTPARは②である。一方、諸外国では精神科専門医に③を要求しているという。

　日本の精神科専門医における精神療法のトレーニングの質を高めていくうえで、どんな留意が必要だろうか。

　第二水準の精神療法は、認知行動療法にも、精神分析にも、異なる縦の系譜による、人間観、思想、技法がある。第二水準の精神療法のいずれかを専門とするセラピストは、その療法が想定する人間観や思想が体感的に腑に落ちるものだからこそ、その道を修めてきたものと思われる。

　一方、特定の第二水準精神療法は、大学病院精神科病棟などの設定で研修しているスーパーバイジーの目の前のクライエントにいつでも効果的であるとは限らない。このような、さまざまな縦の系譜をもち、セラピストとクライエントのコンコーダンス（マッチング）問題が存在する第二水準精神療法について、その特定のひとつのトレーニングを、すべての精神科医にデフォルトで（ひとりひとりの精神科医が腑に落ちるものを選択できない状況で）強制的に提供すべきではないかもしれない。このためTPARは、第二水準の精神療法の専門家による、第一水準の精神療法のスーパービジョンとして明確に定義している。池田先生は、明示的にこの倫理をTPARで実践しており、精神分析の術語を「徹底して」用いない。

　もちろん、日本の精神医学が、精神科医が第二水準の精神療法のいずれかの専門家になることの教育の提供を放棄し、永遠に諸外国の後塵を拝しようとするのではないが、①②なくしては、③の入り口に立ちようがない。第一水準の精神療法と特定の第二水準の精神療法がなにをしているのかをメタ認知したうえで、特定の状況におかれたクライエントに合わせて運用できる、あるいは運用しないようにする、ということが、精神科専門医に求められる多元主義の適用といえるだろう。駆け出しの精神科医に第一水準の精神療法トレーニングであるTPARを行い、複数のスーパーバイザーやチューターとのマッチングを体験していくことは、自分がどのような価値をもっておりどのような方法を磨いていくのか、今後精神科医としてどのように多元主義的に支援を繰り出していくのか、を模索する構造が埋め込まれているといえる。

　実はこのような精神療法スーパービジョン制度にまつわる倫理諸課題について、関係者で検討をし尽くしてからTPARをスタートしたわけではないことをここに正直に公開しておく。さらには、本書を編集していくなかで、スーパービジョンという営みに構造として埋め込まれている、スーパーバイザーとスーパーバイジーの間の抗しがたい権威勾配に

おいて、引き継ぐべきものと引き継ぐべきではないもの、という問いに
もぶち当たった。チューターの熊倉陽介医師が60回を超えるスーパービ
ジョンの帰り道に気づいたことである。本書を読まれる方々には「スー
パービジョンをスーパービジョンする」ような批判的視座をもって読み
進めていただきたい。これまで密室で行われてきたスーパービジョンと
いう営みを、その倫理的葛藤を含めて思い切って公開した編者として
は、今後、日本の精神療法教育のあり方をオープンに議論していきたい
と願っている。

〔文　献〕
（1）K・W・M・（ビル）フルフォード、エド・ペイル、ハイディ・キャロル（大西弘高、尾藤誠司監訳）『価値に基づく診療――VBP実践のための10のプロセス』メディカル・サイエンス・インターナショナル、2016年
（2）Kasai, K., Fukuda, M.: Science of recovery in schizophrenia research: brain and psychological substrates of personalized value. *NPJ Schizophr* 3: 14, 2017.
（3）笠井清登、三村將、村井俊哉他編『精神科研修ノート　改訂第2版』診断と治療社、2016年
（4）長谷川寿一監修、笠井清登、藤井直敬、福田正人編『思春期学』東京大学出版会、2015年
（5）G・ソーニクロフト、M・タンセラ（岡崎祐士、福田正人、笠井清登他監訳）「精神保健サービスの実践に携わるすべての人に求められる10の基本」『精神保健サービス実践ガイド』210頁、日本評論社、2012年
（6）藤山直樹「自分のこころを使うことにむけて」『精神医学』55巻9号、840-842頁、2013年
（7）東京大学「職域・地域架橋型－価値に基づく支援者育成」文部科学省課題解決型高度医療人材養成プログラム（https://co-production-training.net/）
（8）対象関係論勉強会「精神分析基礎講座」（http://www.taishoukankeiron.com/index.html）
（9）池田暁史「精神療法家の人材育成」『精神医学』62巻3号、315-322頁、2020年

精神療法トレーニングガイド｜目次

[第3章]
初学の精神科医への精神療法教育の留意点　池田暁史 046

[第2部] スーパービジョンの実際

[第4章]
堀越勝先生のスーパービジョン
佐藤駿一／榊原英輔／堀越 勝 063

[第5章]
津川律子先生のスーパービジョン
宇野晃人／近藤伸介／津川律子 093

［第3部］ 精神療法を学ぶ前に

［第6章］
精神療法の共通要因　堀越 勝 133

［第7章］
精神療法のいろいろな学び方　市橋香代 147

第1部

トレーニングへの
準備

［第 1 章］
精神療法研修をより明示的に
より普遍的にするために

藤山直樹

はじめに

　精神療法についての知識やスキルが精神科医の基礎的素養だということには、ほとんどの精神科医が同意するだろう。そしてユーザーである市民の想像のなかでも、精神科医とはある種のスキルをもとに患者のこころに寄り添い、対話を通して患者の苦しみを理解し、癒すものだと考えられている。実際、私たち日本の精神科医は毎日患者と話し、通院精神療法や入院精神療法を保険請求している。

　だが、私たち日本の精神科医には精神療法という専門技能をもつ裏づけがどれほどあるのだろうか。すなわち、精神療法についての研修、訓練、トレーニングをどのように受けたのだろうか。このようなことをユーザーである患者から尋ねられたとき、日本の専門医資格をもっている精神科医は明瞭な返事ができるのだろうか。できるとすればどのように答えるのだろうか。

　日本精神神経学会の研修ガイドラインには、「支持的精神療法ができるようになる」「力動的精神療法・認知行動療法を指導付きで経験する」というような記述があり、あたかも支持的精神療法や力動的精神療法・認知行動療法ができるようになる研修が行われているように読める。だが、残念なことに、それらのことができるようになるためにいったいどのような「方法」で研修医が学ぶべきなのかはまったく読み取る

ことができない。たとえば「指導」とはどのようなものを指すのか、明確ではない。これでは、そのためにどのような人的・物的リソースを準備し、それをもとにどのような研修システムを立ち上げるかについての計画を立てることができないだろうし、研修医の側もどれほどの時間と労力をそのために確保すべきなのか考えることができない。そもそも、方法を明確にしないである種の目標だけ掲げるプロジェクトは、「精神論」の傾向を帯びやすい。旧日本陸軍が犯した過ち、兵站も確保せずに前進あるのみと突き進むような過ちを私たちが犯すことは、おそらく患者たちにまずい結果をもたらしかねない。

　一方、アメリカやヨーロッパ諸国、韓国、台湾といった国で、精神科専門医の資格認定の条件として、研修医に対して方法の明示された精神療法研修が課されていることは周知の事実である。たとえば、一定期間の力動的精神療法や認知行動療法の個人スーパービジョンを受けることなどが定められている。こうした諸外国と比較すると、精神療法研修の明示的方法論が日本の精神科医専門プログラムに存在しないことは、日本のシステムの特徴といってよい。

　このグローバリゼーションの時代に、日本だけがそのような特殊な状態にとどまっていていいのか、という疑問は当然である。さらに、インターネットの時代に生きる私たちは、サービスのユーザーである市民にもそうした状況が知られていること、そしてそのことに基づいて批判が起きる可能性があることを、当然のこととして覚悟しなければならない。市民がこうした事実を明確に意識するようになれば、なぜ日本には精神療法の研修が明確な方法論として存在していないのか、私たちが保険に請求している通院精神療法や入院精神療法にどれほどの専門的スキルとしての根拠があるのか、といったことについての説明責任を果たすことが求められるだろう。倫理的な立場からアカウンタビリティが要請されるだけでなく、説明責任が果たされなければ通院精神療法や入院精神療法の請求を社会が認めてくれなくなるという事態もありうるだろ

う。

　いま日本の精神療法研修は、現在のような方法論的にあいまいでプロ
グラムが確立していない状況から、より明示的な方法、手続き、計画、
達成基準のもとに実施される方向へ舵を切る決断がなされるべき時期に
あるのかもしれない。少なくとも私は、もうその時期は来てしまった
し、その方向に進むべきだと考えている。この一文は、そのような目
的、精神科医の精神療法研修のための明示的な方法論を模索し、それが
ゆきわたるにはなにが必要かを考えることに向けられている。

　その際、TPAR（Training in Psychotherapeutic Approaches for
Residents）をひとつの準拠枠として論じることができるのは、便利な
ことである。TPARは、私が精神科医としての揺籃期を過ごした東大精
神科で、現在の科長である笠井清登教授が中心となって数年前に立ち上
げた精神療法研修のシステムである。もちろんそれはひとつの試みとし
て始まったもので、最良のものとはいえない。だが、そうした具体的な
叩き台がないと、「精神療法研修の方法論」などという主題を論じるこ
とは簡単に絵に描いた餅のようなものになってしまうだろう。

精神科医にとって精神療法研修の目指すもの

　精神療法の研修の明示的で具体的な方法を考える前に、少しだけ理念
的なことに立ち入る必要がある。精神科医の精神療法研修とはどのよう
なことを達成するためのものなのか、ひいては精神科医の研修が通常の
医学研修とはどのような質的差異を含んでいるのか、といったことを考
えておく必要があるということである。

　明確にしておくべきことは、ここで問題にしているのが、普通の精神
科医が普通に精神科臨床を行うために必要な精神療法の研修であるとい
うことである。それは、特定の理論や訓練体系を背景として患者の精神
病理をそれを通して変化させることに方向づけられた精神療法（精神分

析、認知行動療法、森田療法など）の専門家になるための訓練や研修ではない。ここで主題にしているのは、もっと普遍的な、精神科面接を機能的に実践できることに向けた研修であり、精神科医なら誰にでも必要な研修である。

　そもそも、精神科臨床はその実践のほとんどが面接である。患者の苦しみや医療に望んでいることを受け取ること、診断をつけること、治療方針を患者に伝えて治療についての同盟関係を作ること、治療中のさまざまな出来事を乗り越えて同盟関係を維持しようと努めることなど、どのようなことをするにも、結局、私たちは患者とふたりでそこにいて話し合うこと、つまり面接を通してそれらを行う。もちろん、すべての医療で医師と患者の面接が医療的対人関係の基礎に存在する。だが、精神科臨床における面接の位置づけは、患者の病がこころの領域に存在していることによって、身体医学の臨床におけるそれとは違ってくる。

　診断についていえば、面接は精神科臨床におけるもっとも重要な情報源となる。患者のこころの状態を医師の心的機能によって受け取るのである。そこで用いられる医師の心的機能にはさまざまな水準がある。言語的表出や非言語的表出、行動といったものを知覚し、知的に構成することによって得られる情報もある。しかし、不安や抑うつといったものは医師側の最小限の情緒的体験を媒介にしてキャッチするしかないこともある。たとえば、「死にたい気持ちなどない」と語り、にこやかに微笑んでいる患者の前で、精神科医がとても不安になり、この患者は自殺の危険が高い、と判断しなければならないこともありうる。この場合、希死念慮という症状は語りやふるまいなどの観察から把握されたのではなく、医師の情緒の動きをもとにした直観的判断を通してなされたのである。患者がとても調子がいいと安心しているうちに予想を裏切って悪化したような場合、悪化の徴候がすでにあったことを気づいていたのに、それになぜか注意を向けていなかった、とあとになって気づくこともある。医師は自分が厄介なことがいやで目を背けていたことに気づ

く。医師の認知的判断が情緒的反応によって障害されることもあるのである。

　一方、治療においては、薬物療法のような生物学的方法を用いるにしても患者との協力関係が欠かせない。そうした協力関係も面接のなかで培われる。だが、精神科の患者の場合、その病理によって関係の困難が生じる場合が多い。精神科の患者の多くは安定した信頼関係を長期間維持することに困難を抱えている。依存、猜疑心、過剰な理想化、性愛的感情が医師に向きうるし、その結果治療中断や自己破壊的行動への動きが生まれることもある。また、多くの精神疾患は長期の慢性のものであるために、患者が病気の経過のなかで人生において重要なものをいくつも喪失する事態はまれでない。そうした状況は治療への絶望を招き、これまた治療関係を破壊する動きにつながりやすい。このように、精神科の患者は身体科の患者よりも医師の気持ちを揺すぶってくるのである。いま挙げたようなさまざまな患者側の情緒的動揺に対して、医師にも当然情緒的な反応が生じる。というよりも、医師はそうした自分の情緒的反応を通じて治療関係でなにかが起きていることに初めて気づくのである。そのうえで自分のこころに起きていることを吟味し、なにが起きているかを理解し、治療関係を維持するために介入していくこともできる。

　身体医学の臨床においては、医師は客観的に事態を認知することを重視し、ごく一般的な善意をもって親切に患者と応対していれば、情報を収集することも治療関係をよい状態に保つこともかなりの程度達成可能であろう。しかし、精神科臨床においてはそうもいかない。医師が善意を示していても、病理をもつ患者は想像を超えた反応を返してくることがある。善意だけでは治療関係は保たれない。患者の気持ちを、自分の気持ちを通じて絶えずモニターし続けねばならない。また、医師は自分の情緒的反応にも自覚的になる必要がある。それは気づかないうちに患者に伝わり、患者にさまざまな反応を引き起こしうるだけでなく、医師

が客観的に事態を認識する機能を障害して、治療関係を維持するために適切な介入や態度から自分を遠ざける可能性もある。

　ひと言でいえば、精神科医は自分の情緒的体験にひらかれ、それを自覚し、そこからなにかを認識する能力を身につけなければならない。

　さらに精神科医には、面接において治療関係に向けて適切に介入するスキルも不可欠になる。多くの精神科患者は、長期にわたって人を信頼して協力関係を維持することに困難を抱えている。関係の破綻がまだあからさまにならないうちに、患者の失望や怒りや不満を医師自身の気持ちの動き、情緒的反応を利用して把握し、患者の気持ちに適切に応対する言語的介入をすることで、治療意欲を支えなければならない。たとえば、「私があなたの言っていることにちゃんと耳を傾けないで、自分の思い込みでことを進めようとしているように感じて、がっかりしているみたいですね」といったように、相手の気持ちに共感的に触れることができないと、長期にわたる治療関係を維持することが難しいこともある。この場合には、相手が自分に失望していることに対して自分のなかに微妙に不満に思う気持ちが動いていることを認識する、というような、こころのなかの仕事を医師が果たせることが前提となる。

　つまり、精神科医は自分の情緒的体験を含んで達した患者のこころのありようについての理解を、患者への適切な態度や介入に利用することができなければならない。

　みずからの情緒的体験を自覚し、それを活用することができることによって、精神科臨床の要である面接という道具を上手に使うことができる。おそらく、精神科医の精神療法研修の目標は、面接をこのように利用できることだろう。

精神療法研修の明示的方法：第三者の供給

　つまり自分の情緒的体験、気持ち、こころ（あたまと対照的な）にひ

らかれ、それを認識し、それを利用していくことが、精神科医の精神療
法研修（面接についての研修）の最重要の焦点になる。思考や知覚とい
った能動的に動かせる心的機能だけでなく、情緒、感情といった自生的
で受身的な体験をも視野に入れるということである。

　したがって、単に本を読んだり講義を聴いたりして得た知識を、能動
的に面接で用いるだけでは十分ではない。患者と面接をしているただな
かでの自分の気持ちに気づくこと、それに基づいて考えること、という
過程を実際に体験できるような学びが必要である。ここで重要なのは、
患者と職業的関係のなかで責任の重圧に晒されながら自分の気持ちをモ
ニターするのは、ひとりでくつろいでいるときに自分の気持ちをモニタ
ーすることとはまったく違うということである。それは、社交的関係や
親密な関係といった職業的責任を伴わない状況でモニターすることとも
違う。ある種の重圧のなかで、職業的課題をこなしながら自分のこころ
の柔らかい部分をまさぐり、自分の気持ちを名づけ、それをもとに患者
との間に起きていることについて考える、という仕事は、とてもユニー
クであり、困難を孕むものである。

　その学びには第三者、他者が必要である。もちろん、面接を自分で思
い起こし、やり取りを書き起こしてみることで、面接中には十分に意識
できなかった自分の気持ちや患者の気持ちに接触することはある程度で
きる。しかしその手続きを踏んでも、患者と自分との間に起きているこ
との全体性に到達することは難しい。自分が外から自分を見ることは、
とりわけ重圧のもとにいるときには困難なのである。やはり他者が必要
である。とはいえ、面接中に第三者にそこにいてもらって指導してもら
うわけにはいかない。

　専門的な精神療法の学びにおいて、この第三者の導入は主に個人スー
パービジョンという様式で行われることが多い。精神科専門医研修で
も、海外では、個人スーパービジョンを数年受けることを必須要件とし
ている国が多い。個人スーパービジョンでは、定期的に、たとえば週に

　1回、研修医はスーパーバイザー（指導者）のところに行き、1対1の設定で面接で起きたことを報告し、スーパーバイザーから助言を受ける。スーパーバイザーがスーパーバイジー（スーパービジョンを受ける人）に指導するのは、面接が円滑にいくためのさまざまな事項に及ぶだろうが、なかでも最も重要なのは、面接中の患者と医師（研修医）の間の情緒的関係を第三者の立場から明らかにすることである。

　岡目八目という言葉がある。第三者には当事者より状況が理解しやすい、という意味である。囲碁の観戦者は対戦しているふたりよりも八目ほど先が読める、ということからきた言葉である。知的・論理的ゲームである囲碁でさえそうなのである。依存や反発や不信や恋愛感情といったさまざまな情緒が渦巻きうる精神科の面接では、第三者の眼がそこに入ることは重要である。

　もちろん、第三者から自分の患者に対する理解や患者に対する介入について異なった見解を与えられるだけでなく、自分が気づいていなかった自分の患者に対する感情や患者に対して自分が及ぼしている情緒的影響について指摘される。それは、「いいことを教えてもらった」という感謝を生むだけではない。ある種の自尊心の傷つきによる抑うつ感や怒りを引き起こしうる。このことは個人スーパービジョンという様式の欠点だと考えられがちだが、必ずしもそうではない。他人から自分のこころのなかのことについてなにかを言われることが、どれほどインパクトをもち、どのようなことを自分に引き起こすのか、体験的に学ぶことにつながる。それはまさに精神科医が患者にやっていることであるから、きわめて有意義な学びになる可能性がある。

　正しいこと、患者にとって役に立つことを言わなければならないこともある。だが、たとえ正しいことでも患者のこころにとっては痛いかもしれない。その痛みをもちこたえることができれば学びになる。だが、そうはいっても痛いことは痛い。患者がそのような痛みに耐えられなければ、治療から離れたくなるかもしれない。人間は自分にとって意味の

あることを言われたときほど、その言葉を活かすには十分に気遣われな
ければならないのである。このようなことが身をもって学べるのが、スー
パービジョンのもうひとつの効用である。

　継続的にひとりのスーパーバイザーから教えを受けることは、スーパ
ーバイザーをひとつのロールモデルとして研修医のこころに取り入れる
ことにもつながるだろう。もちろんモデルを模倣するだけでは成長はな
いだろうが、最初にモデルを与えられることはこころにある種の準拠枠
を生み出し、その後の発展を支える可能性は大きい。これもスーパービ
ジョンの効用である。

第三者の供給は日本でどのように実現していけるのか

個人スーパービジョンの困難

　上述のように個人スーパービジョンはたいへん意義深い方法であり、
諸外国でもっとも重視されている研修方法である。しかし、それをその
まま日本に適用しようとしてもそう簡単にはいかない。

　精神科一般臨床における面接のスーパービジョンであるから、必ずし
もスーパーバイザーが精神療法の専門家である必要はない。しかし、ス
ーパーバイザーはスーパービジョンがどんなものであるか、体験的に理
解できている必要がある。そこでなにが学べるのか、だけでなく、それ
を受ける研修医の気持ちはどんなものなのか、そういうことが体験的に
ピンとくる必要がある。１対１で自分と患者との間に起きていることに
ついて教えを受けることがいったいどのようなことか、そこで生じる感
謝や反発や愛情や嫌悪といったものがどのようなものか、実感している
ことが重要なのである。そのためにはやはり、自分自身もスーパービジ
ョンを受けたことがあるほうが望ましい。このようなことを考慮する
と、日本ではスーパーバイザーのリソースは乏しいといわなければなら
ない。個人スーパービジョンを受けた経験のある指導医は少ないと考え

られるからである。

　また、スーパービジョンは、閉ざされた場所で行われることが望ましい。患者のコンフィデンシャリティ保護の観点からはもちろん、研修医が患者や、場合によってはその患者にかかわるスタッフに対するパーソナルな感情をありのままに表現できるためにそれは必要である。しかし、日本では医療機関内にプライバシーの保てる場所が少ない。欧米の医師はたいてい個室のオフィスをもっているが、日本ではひとりひとりの医師が個室をもっていない。

個人スーパービジョンの実現困難さを越えるために

　スーパーバイザーの数の少なさ、スーパービジョンに向いた環境の得がたさという問題を克服するために従来よく行われていたのは、外部から招いたスーパーバイザーがひとりの研修医が提出するケースを検討する様子をみんなで見て学ぶ、あるいはそこで感じたり考えたりしたことをやり取りして学ぶ、というケースセミナーという様式であった。これに意味があるのはもちろんだが、残念なことに、実際に自分の面接を検討してもらい、第三者の視点を与えられるのはひとりだけである。その研修期間に研修医が数人いたとして、これが意味をもつには、たとえば毎週スーパーバイザーを招くようなことが必要になるだろうが、それを実現するのはなかなか難しいだろう。

　東大精神科で行われている精神療法研修システムであるTPARは、研修期間中、研修医2人か3人が月に1回、半年間同じスーパーバイザーを訪れ、次の半年はまた別のスーパーバイザーを訪れるというシステムである。ケースセミナーに比べて、同じスーパーバイザーから半年指導を受けられることはより個人スーパービジョンに近く、メリットをもっている。スーパーバイザーがスーパーバイジーの個性を理解して、それを前提として指導するには、ある程度の期間何度か会う必要がある。また、研修医も自分の側の問題点に継続的に取り組むことができる。ケー

スセミナーのもつ、1回限りという弱点が克服されるのである。

　また、半年ごとにスーパーバイザーを変えられるということは、肌合いの違ったスーパーバイザーを経験することにつながり、スーパーバイザーの違いを超えた普遍的なものがなにかにひらかれるだけでなく、個性を活かして臨床を営んでいるスーパーバイザーのありように触れる機会をもつことになる。精神科医としての出発点にいる研修医にとって、そうしたありようがひとつのモデルとして検討される素材の機能をもつことには意義があるだろう。

第三者を導入するうえでの問題点

　ここで考えておくべきことは、医療的人間関係のなかに第三者を導入する際の原理的問題である。

　まず、その第三者を、研修医のいる医療チーム内におくのか、医療チーム外におくのか、という問題がある。研修の内実という点では、第三者を研修医のいる医療チームの外におくほうが、研修医は率直に語りやすいだろうし、スーパーバイザーも遠慮しないでコメントすることができるという点で、より理想的であるといえるだろう。それには、もちろん、医療機関外の人物に患者の個人情報が含まれた治療関係についての事実を語ることに対する承認が得られることが前提になる。さらに、外部からのコメントを批判や圧力だと受け取るような医療チーム、とくに指導医層の気持ちについて、配慮する必要もある。そうした気持ちが大きければ、研修医はたいへん苦しい立場におかれてしまう。外部の第三者としてのスーパーバイザーやセミナー指導者が、そうしたことに十分配慮してふるまうことが求められるだろうし、指導医層が過度に被害的にならない程度に成熟していることが重要である。

　一方、医療チーム内に、第三者としてのスーパーバイザーをおくことは、その医療チームのなかに分裂や対立を引き起こす可能性をもたらすだろう。ここにおいても、批判したりされたりすることにオープンな、

絶えず自分が最善のことをやっていない可能性にひらかれた、成熟した集団文化が存在しない場合、そういう危険は露呈しやすく、研修も患者の治療も危険に陥るだろう。

さらに考えておくべき重要な問題のひとつは、外部の第三者を導入するとき、そのスーパーバイザーや指導者の報酬をどうするのか、という問題である。研修医の研修を引き受けている医療機関が払うのか、研修医自身が払うのか、ほかのどこかが払うのか、それとも無報酬とするのか、こうした問題は、実は、きわめて本質的なものを含んでいる。つまり、研修は誰のためであるのか、という問題に直結しているからである。

外部の第三者を利用するときに報酬を発生させなければ、そこに、ある種の支配や搾取といったことが生まれる可能性があるだろう。研修機関としての医療機関が精神科医としての研修を引き受けるために研修費を徴収しているのであれば、そこから支払われるだろう。だがそういうものがない場合、こうした報酬をどこから支払うべきなのかは、私の個人的経験でも、現状ではまちまちである。つまり、外部の第三者を研修に参加させる、ということが、まだ日本の精神科医集団のなかでは当然のこととしては認知されていないのだろう。

TPARにおいては、外部スーパーバイザーへの報酬は、半分は研修機関が、半分は研修医本人が支払っている。このことがどのような意義をもつのか、議論が必要なことであると思うが、私個人は、ある程度それが研修医自身の職業人としての人生のためのものである以上、研修医が応分の支払いをすることには意味を感じている。

医療チームもしくは研修機関内部に第三者としてのスーパーバイザーを設けるとき、その機関内で研修医のスーパービジョンが仕事の一部であるという合意があれば、それは指導医に支払われている給与によってカバーされているという見解も成り立つかもしれない。結局、ここでも、日本の精神科医集団がこのタイプの研修にどのような意義を見出

し、合意を形成しているのか、ということが問題になる。

おわりに

　精神科医に必要な精神療法の研修には、「第三者」との継続的人間関係の供給が重要である。それは、日本の伝統的な精神科医集団のあり方を再考することを要求するかもしれない。そして、研修は誰のためのものであり、誰によって担われるものなのか、という基本的な問いを、それぞれの研修機関が熟考することも必然的に要請されることになるだろう。

［第 2 章］
研修の仕組み作りと運営方法

近藤伸介

はじめに

　精神療法は精神科臨床の生命線である。精神療法なくしては診断も薬
物療法も進まない。そうわかっていても、専門研修のなかで精神療法の
トレーニングを受ける機会は少ない。当科でもこれまで精神療法の指導
はわずかで、基本的には“on the job”トレーニングとして現場の指導医
に任されてきた。その指導医自身、先輩たちの面接法を見様見真似で覚
える徒弟制度で育ってきたので、改めて精神療法を研修医に指導できる
かと問われると戸惑ってしまうのではないだろうか。

　しかし、臨床家は日常的に精神療法を実践している。精神療法は、精
神療法家を志すひと握りの専門家だけのものではない。研修医には研修
医の精神療法があり、指導医には指導医の精神療法がある。さまざまな
境遇の患者さんや家族、あるいはスタッフと関係を結び、それを維持し
たり、ときに流れを変えたりする力、しかも毎日何十人もの相手と行う
スタミナ、これらはすべての臨床家に必要な精神療法の技能である。実
際、研修医は患者さんとのかかわり方について教わりたいと強く望んで
いる。筆者たちは、そのニーズに応えられるような精神療法のトレーニ
ングを研修プログラムに組み込みたいと考え、専門研修医のためのスー
パービジョンを企画することになった。

　ここでは、構想段階から立ち上げ、運営維持までのプロセスをたどる

ことで、同じような取り組みを新たにスタートさせたいと考えておられる読者のお役に立つような資料としたい。

:::: 構想段階

　自前の指導医だけでは心もとないので、指導を仰ぐスーパーバイザーを求めて、まず医局の先輩で精神分析家である藤山直樹先生に相談を行った。藤山先生は、精神療法のスーパービジョンを研修プログラムとして始動することに賛同され、専門研修医が８人なら、２人×４グループで、４人のスーパーバイザーが必要になるので、力動的精神療法２人＋認知行動療法２人で４人のチームにして、月１回の頻度でスタートし、途中でスーパーバイザーを入れ替えるという枠組みを提案された。

　また、精神療法を第一水準と第二水準に分け、今回の目標はあくまで第一水準の精神療法（心理的マネジメント）で、どのような精神科臨床にも必要な患者さんとの関係構築と維持のスキルを想定したものと位置づけられた。患者さんの病理を修正・変化させる特殊な対人関係の供給である第二水準の精神療法は後期研修医には時期尚早とのことであった。

　さっそくいただいたアドバイスを持ち帰り、今度は指導医層でディスカッションをした。

　ある指導医からは、精神療法スーパービジョンなどと銘打つと、たった１年でわかったような気になってしまうのではないかという意見があがった。別の指導医からは、スーパービジョンに遅れては困るからと、診療時間ぎりぎりに来た患者さんの診察を拒んで外来スタッフからひんしゅくを買った研修医がいたという笑えないエピソードもこぼれ出た。

　そこで以下のような到達目標を具体的に明示してはどうかということになった。

・接遇レベルの基本的な作法を心得、日常語を用いた会話ができる。
・患者の訴えの背景にある経験を想像しながら聞くことができる。
・相手の表情の変化に注意を払いながら会話をすることができる。
・相手の発話に応じて自分の発話内容を変化させることができる。
・自分にはわからない質問をされたときに、正直な対応ができる。
・面接場面でやってはいけないことに関して理解し、それを避けることができる。
・相手が話したいことを話せているのか確認することができる。
・対話場面で起こったことを自分なりにモニタリングできる。

　これは藤山先生が第一水準の精神療法と呼ばれたものに近く、つまるところ患者さんの害にならない会話ができるようになるというものである。こうした基本姿勢はシンプルにして実は難しく、これを維持するには不断の努力が必要である。
　当科教授の笠井清登先生からは、「患者さんの緊急のことで行けなかった」とスーパーバイザーに迷惑をかける、「スーパーバイズがあるので」と患者さんや周囲に迷惑をかける、両方のパターンで段々と枠組みがルーズになっていかないよう、指導医が各チームに「チューター」として入り、できるだけ同行したほうがよいというアイデアが出された。
　こうした検討を経て、専門研修医を8人として、4人のスーパーバイザーで4チーム作り、各チームに指導医が1人ずつチューターとして入って、年度後半から月1回でスタートし、半年でスーパーバイザーを入れ替えるという構造で始動するということになった。
　資料1に笠井先生作成の企画書の草案を掲載した。

スーパーバイザーへの依頼

　指導をお願いする4名のスーパーバイザーの先生方は、精神療法家で

資料1　企画書草案

若手精神科医に対する基本的な精神療法トレーニングの強化策について

東京大学精神医学教室

精神科医に対する精神療法のトレーニングの必要性はいうまでもない。日本の精神科医の初期教育は主に大学病院で行われるが、回転率の早い病棟診療中心の医療のなかで、精神療法専門家が大学病院の教員として教育的役割を発揮することは困難となり、傾聴と共感的態度や、患者との間や病棟内で生じる個人・集団力動に対する理解について指導医からスーパーバイズを受けながら深める、といった機会が激減している。こうした状況の解決の一歩として、藤山直樹先生のご厚意により、年5回の精神療法ゼミを実施してきた。次に必要なこととして、精神療法のエッセンスについて、個人ないし少数人数でケーススーパービジョンを受ける機会を後期研修医に提供することであろう。このような試みを実施している大学精神医学教室は少ないと考えられ、教育モデルとして発信していくという意味でも東大精神科が取り組む意義は大きいと思われる。

【実施案】
対象：後期研修医1年目（医師3年目）。
期間：9月から翌年8月までの1年間
体制：研修医2名につき、スーパーバイザー1名。月1回のケーススーパービジョン。
費用：1名が1回5000円を自己負担、1回につき医局が1万円を補助する。スーパーバイザーへのお支払いは1回2万円となる（スーパーバイザーには医局が補助年額相当を前払いする［年間契約を結ぶ］。個々の研修医は毎回自己負担額をスーパーバイザーにお支払いする）。
スーパーバイザーの専門領域：精神分析、認知行動療法など
スーパーバイザーご依頼案：
　藤山直樹先生（精神科医；精神分析）
　津川律子先生（臨床心理；心理カウンセリング全般、心理査定、医療における心理支援）
　堀越　勝先生（臨床心理；認知行動療法）
　池田暁史先生（精神科医；精神分析）

到達目標：
レベル1
・接遇レベルの基本的な作法を心得、日常語を用いた会話ができる。
・患者の訴えの背景にある経験を想像しながら聞くことができる。
・相手の表情の変化に注意を払いながら会話をすることができる。
・相手の発話に応じて自分の発話内容を変化させることができる。
・自分にはわからない質問をされたときに、正直な対応ができる。
・面接場面でやってはいけないことに関して理解し、それを避けることができる。
・相手が話したいことを話せているのか確認することができる。
・対話場面で起こったことを自分なりにモニタリングできる。

レベル2
・ひとつの状況に対して複数の質問を思いつくことができる。
・助言を求められたときに、つい助言をしてしまいそうな気持ちにブレーキをかけることができる。
・相手のゴール（もしくは目標）を具体的に膨らませることができる。
・そのために実行可能な手段について、いくつもの案を出しながら話し合うことができる。

医局の同窓でもある2名（藤山先生、池田先生）と、指導医がかつて指導を受けた、あるいはいま指導を受けている2名の臨床心理士の先生方（津川先生、堀越先生）に、かかわりのある指導医から個別に趣旨を説明して依頼した。幸い研修医に向けて精神療法の基本的な心得を伝えるという趣旨にみなさん賛同してくださり、若手教育に惜しみないエフォートを注いでくださる先生方とめぐり会うことができた。こうして2名の精神科医（精神分析家）と2名の臨床心理士の先生方にスーパービジョンをお引き受けいただけることになった。

チューターの配置

　4名のスーパーバイザーからなる4チームそれぞれに対して、指導医1名をチューターとしてつけるようにした。チューターは日程調整や進行、各チームのスムーズな運営の責任を負う。研修医だけに任せてしまうと時間を経るごとに当初の緊張感がなくなり、貴重な指導の機会が徐々に形式化して、遅刻や欠席などの失礼が目立ち、やがて自然消滅してしまうという顛末を危惧してのことであった。スーパーバイザーの先生方がご多忙なのはもちろんであるが、研修医も臨床や外勤などで忙しく、安全な時間を確保するための日程調整が実はとても重要である。1年目の研修医には大先輩にメールすることもハードルが高く、日程調整などの事務連絡ひとつとってもチューターが介在する意義がある。スーパーバイザーの先生方も1年目の研修医だけでは要領を得ないこともあり、研修の責任を負うチューターが同席しているほうが意見しやすいのではないかと考えている。

研修医の募集

　当科では専門研修医1年目の秋から2年目の夏までの1年間、月1回

のスーパービジョンを受けることを強く推奨しているが、義務にはしていない。精神療法のスーパービジョンは本来各自が主体的に求めてスーパーバイザーに料金を支払って受けるものであるという形を残す意味合いと、昨今多様化する研修医のライフスタイルや労務管理上の取り扱いを鑑み、あくまで勤務後の自己研鑽という位置づけで任意参加とする意味合いがある。そうはいうものの、研修医の期待は高く、是非とも参加したいという者がほとんどである。

　参考までに、研修医にスーパービジョンへの参加希望を募るメールの文面（資料 2 ）を掲載した。

：：： スーパービジョンの実際

　スーパービジョンは多くの場合、スーパーバイザーのオフィスに出向いて実施される。各チームには通常 2 名の研修医が割り当てられ、チューター 1 名とあわせて計 4 名で行う。時間帯は平日の夜になることが多い。 1 回90分で、研修医が自身の担当ケースを出す。とくに進め方について規定はなく、45分ずつ毎回研修医が 2 人ともケースを出す方式のチームと、 1 回あたり 1 人で90分を 1 ケースにあてるチームがある。このあたりもチューターがスーパーバイザーの先生方の意見を聞きながら調整している。また、スーパービジョン後にメールでフォローアップしてくださるスーパーバイザー、毎回飲み会になるチームなど、コアの部分以外は自由に行われている。不定期ではあるが、普段一同に会することのないスーパーバイザーの先生方を全員招待して、懇親会を行うこともあった。

　このプログラムを始めるとき、藤山先生からなにか呼びやすい愛称をつけるようにとの提案があった。そこで、Training in Psychotherapeutic Approaches for Residents の頭文字をとって TPAR と名づけた。たしかに愛称があると、話題にしやすく親しみも湧いてくる。 4 ヵ所で別々に

資料2　研修医への参加意向確認メール

件名：精神療法スーパービジョン（TPAR）参加の意向伺い

専門研修医の先生方
　cc チューターの先生方

おつかれさまです。

9月から当科専門研修プログラムの一環として精神療法スーパービジョン（TPAR: Training in Psychotherapeutic Approaches for Residents）がスタートします。

笠井先生の呼びかけに国内の精神療法・心理臨床の一流の先生方が応えてくださり、次世代の心ある精神科医を育成しようというお気持ちをもたれた素晴らしい先生方から直接、精神療法の基本についてご指導いただける貴重な機会となっています。皆さんは第〇期生になります。

知識ベースの研修は独習も不可能ではありませんが、セラピストとしてさまざまなクライアントと深い治療関係を結べるような所作や態度を身につけたり、自身のふるまいが相手にどう伝わるかについて自覚的になるためには、スーパーバイザーのもとで学ぶ機会は欠かせません。慌ただしい大学病院臨床研修の弱点を補うために、先生方には Off-the-job でスーパービジョンを受けていただくことを強く推奨します。ただし、先生方の病棟業務とご多忙なスーパーバイザーの先生方との日程を合わせる関係上、夕方以降あるいは週末になる可能性が高いので自己研鑽という位置づけになります。

スーパービジョンは、本来ならみずからスーパーバイザーを探して依頼し、確保いただいた時間を遵守して一定期間通い続けるものです。この機会を実りある出会いにするかどうかは、スーパーバイジーの自発的な意欲にかかっていますので、そうした自覚をもって臨んでください（治療者の姿勢と同じことです）。

さて、実施要領は下記の通りを予定しています。

9 月に向けてマッチング、スケジュール調整を進める必要がありますので、取り急ぎ、参加の意向の有無について★来週月曜までにこのメールに返信★ください。

なお、参加意向確認後はこちらでマッチングを行い、以降のコーディネイトは各チューター（市橋・近藤・榊原・熊倉）が行いますので連絡をお待ちください。

近藤　伸介

****

【実施要領】

対象：当科専門研修医 1 年目

期間：X 年 9 月から翌年 8 月までの 1 年間。半年ごとにスーパーバイザーとスーパーバイジーの組み合わせを変える。

体制：原則として専門研修医 2 名につき、スーパーバイザー 1 名。月 1 回 90 分（平日または休日で、スーパーバイザーとスーパーバイジーの予定を合わせ、スーパーバイザーの指定する場所に伺う）のケーススーパービジョン。

謝礼：1 名が 1 回 5000 円を自己負担、1 回につき医局が 1 万円を補助する。個々の研修医は毎回自己負担額をスーパーバイザーにお支払いする。

【スーパーバイザー】
　藤山直樹先生（精神科医；精神分析）
　津川律子先生（臨床心理；心理カウンセリング全般、心理査定、医療における心理支援）
　堀越勝先生（臨床心理；認知行動療法）
　池田暁史先生（精神科医；精神分析）

開催されていても、TPARという同じ名前をつけることで、目に見えない凝集性を感じられる。こうした工夫も長続きのコツかもしれない。

守秘義務

　多くのスーパービジョンが院外で実施されることになるため、研修医が準備するケース資料の作成に際しては、あらかじめ個人情報を削除し、その資料も研修医が回収・処分することで個人情報保護に留意している。スーパービジョンをされる精神科医・臨床心理士はいずれも職務上守秘義務を負う職種であるが、スーパーバイザーと医局との委託契約の契約書にも守秘義務条項を明文化している（資料３）。

謝金

　精神療法は自分でセラピストに現金を支払うことに意義があるとされる。研修医は毎回１人5000円を自費で支払う。医局からは各スーパーバイザーに対して１回あたり１万円の補助をお支払いしている。

事務手続き

　スーパーバイザーの先生方には毎年依頼を行い、承諾いただけた場合は契約書を郵送して、署名のあと返送いただいている。資料３に契約書（請書）を掲載する。

おわりに

　もう20年ほど前になるが筆者がカナダに臨床留学した際、毎週木曜日の座学とグループスーパービジョン、さらに日々の臨床現場で面接技法

資料3　医局からスーパーバイザーへの委託契約書

請　　書

本契約は、東京大学精神神経科教室に所属する精神科専門研修医に対する精神療法および心理査定の教育指導を得るため、教育業務を委託するものである。受託者は右委嘱に基づき信義に則り誠実にその職務を行うものとし、委託者はその対価を支払うものとする。

1．契約事項　　　精神科研修医に対する、精神療法の教育指導業務委託

2．契約期間　　　X 年 9 月 1 日から X+1 年 8 月 31 日までとする。

3．業務実施施設　受託者の使用する施設

4．委託内容　　　下記の内容の教育業務を行う。
　　　　　　　　　①精神療法の基礎についての教育指導
　　　　　　　　　②患者症例への具体的対応の教育指導

5．契約金額　　　教育指導料については、年額 132,000 円（内、消費税及び地方消費税 12,000 円）とする。なお、代金の支払については、契約期間終了後に源泉徴収のうえ支払うものとし、当該月の教育指導終了後適法な請求を受理した日から 30 日以内の日（以下「支払期日」という。）に国立大学法人東京大学本部経理課より支払うものとする。

6．受託者の責務　(1) 受託者は、委託者の指定する 1 回につき 2〜3 名の精神科研修医に対して、精神療法の基礎について指導を行い、精神科研修医が担当する症例の相談に応じる。
　　　　　　　　　(2) 受託者は、教育指導を受ける精神科研修医が相談した症例について守秘義務を厳守する。

7．相談日等　　　教育指導は原則月に 1 回、1 回 90 分とし、上記の契約期間に 12 回行うものとする。具体的な日時は、受託者および教育指導を受ける精神科研修医の都合を調整し適宜定めるものとする。

8．その他　　　　(1) 受託者は、業務従事者の労務管理・労務災害補償等の全てにおいて、一切の責任を負うものとする。
　　　　　　　　　(2) 本業務の実施に当たり、細部について不明な点がある場合及び本請書に定めのない事項について疑義が生じた場合は、その都度委託者と協議のうえ、その指示に従うものとする。
　　　　　　　　　(3) この契約について紛争が生じたときは、委託者・受託者協議のうえ、これを解決するものとする。
　　　　　　　　　(4) この契約に定めのない事項について、これを定める必要があるときは、委託者・受託者協議のうえ、これを定めるものとする。

　　　　　　　　　　　　　　　　　　　　　　　　　年　　　月　　　日

　　　　　　　　委託者＿＿＿＿＿＿＿＿＿＿＿＿＿＿（自筆署名）

　　　　　　　　受託者＿＿＿＿＿＿＿＿＿＿＿＿＿＿（自筆署名）

が常に意識的に指導されていることに驚嘆した。救急病棟・急性期病棟・慢性期病棟のどこに行ってもワンウェイミラーが設置された面接室があり、指導医は時間をみつけては研修医の面接にコメントしたり、自分の面接を研修医に見せたりということが当たり前の営みとなっていた。精神療法がレジデント教育の要にはっきりと位置づけられていた。専門医の実技試験も実際の初診面接を行うことで評価され、患者さんの同意も得られやすいのだという。精神療法のトレーニングも専門医の育成も広く治療文化の一部になっているのだと感じた。

　TPARと名づけた研修がスタートして6年目になった。普段の臨床場面で面接の進め方や自身のかかわりを振り返る語りが以前より増えたように感じている。簡単にはうまくいかないときこそ、思い通りに運ばないことにストレスを感じるのではなく、どうして噛み合わないかを考えて打開策を試してみようという気持ちの切り替えが必要になるが、スーパービジョンはその力を与えてくれる。感情労働といわれる精神科臨床で、自身の心の動きを自覚せずに働くことは、考えてみれば無防備すぎる。スーパービジョンの機会は治療関係を実りあるものにするだけでなく、セラピストの心の健康を保つためにも有用に違いない。

　筆者はチューターとして毎月研修医に同行しているが、とかく密室化しやすい面接場面が手に取るように見えて、毎回多くの気づきが得られている。日常業務のあとにスーパーバイザーのオフィスを訪ねる営みを続けるのは楽ではないが、これは指導医のための教育プログラムでもある。手間暇をかけずに教育はできないし、その甲斐のある営みであると信じている。

　あるときほかの病院の先生にTPARの話をしたら、「羨ましいプログラムだが、そんなことができるのは東大だからで、うちでは無理」と言われてしまったことがある。たしかにどこでも同じようにやることはできないが、研修医が切実に欲していることを、大学病院でなくても工夫次第で実現することは可能である。そのときは、そのことを伝えたかっ

たのにうまく伝えることができなかった。今回、筆者たちが立ち上げ、運営してきたプロセスを振り返りながら、読者のみなさんの現場でもアレンジして実施できるようなアイデアや資料を提供できればと考えて本章を書いた。病院の規模や診療の設定を問わず、精神科臨床のあらゆる現場で治療者が自身の面接を振り返ったり、構造や設定について議論するような文化を醸成していく一助になれば幸いである。

〔追　補〕
　2020年 4 月以降、新型コロナ感染症の影響でTPARも 4 チームすべてでZoomを用いたオンライン形式の実施となっている。

[第3章]
初学の精神科医への
精神療法教育の留意点

池田暁史

はじめに

　TPAR（Training in Psychotherapeutic Approaches for Residents）は、東京大学医学部精神神経科が2014年に開始した研修医（専攻医）に対する精神療法の実践的教育プログラムである。私は縁があり、TPARの開始時から講師の1人として参加するという幸運に恵まれた。半年間2人または3人の研修医が月1回、私のオフィスを訪れ90分間ケースについて一緒に考えるというこのプログラムは、本章執筆時点で6年目にあたる11クール目に突入している。この間、私は合計で23人の研修医と半年間をともにしてきた。それは私にとって、改めて人に教えるということについて考える機会となったし、いまも現在進行形で考える機会となっている。本稿ではそんな私がTPARで研修医と接する際に気をつけている点について説明してみたい。

精神分析の言葉を使わないで説明すること

　これは私がTPARの講師を引き受けたとき、最初に決心したことのひとつである。私自身は精神分析を専門とする精神療法家であり、臨床事例を理解するとき内的に参照しているのは精神分析の諸理論である。実は私はキャリアの最初期に生活臨床の訓練を受けていて、その経験が思

わぬときに役立ったりすることもあるのだけれど、とはいえ私の臨床的思考の中心となっているのが精神分析であることは間違いない。つまり私は普段、精神分析の言葉を使ってケースのことを考えているということになる。

　ところが、TPARで私のもとを訪れる研修医のほぼ全員が、精神分析的な臨床家になることを目指しているわけではない。私がこれまでTPARで出会った23人の研修医のうち、明確に精神分析を指向しているのは1人だけであり、認知行動療法などそのほかの精神療法にまで範囲を広めても、精神療法に強い指向性をもっているという者は2、3人しかいない。それ以外の20人は精神療法の専門家になりたいと思ってはおらず、よりよい臨床家になりたいという動機づけでTPARに参加しているのである。

　精神分析は人の精神内界について豊富な術語と精緻な理論をもっている。それゆえにこそ、精神分析の言葉は慎重に用いられる必要がある。精神分析の術語がその意味を十全に発揮するのは、精神分析という理論を構成する網目のなかにつなぎ留められているときのみである。精神分析の言葉が精神分析と離れた文脈で語られると、それは往々にして誤解を生んだり、相手を傷つけたりする。聞いた話なので出典を明らかにできないのが申しわけないが、土居健郎は「土居ゼミ」との通称で呼ばれた事例検討会において、精神分析の専門用語をみだりに使う発表者を厳しく戒めたという。おそらく土居は、本来の文脈とは遊離したところで用いられるこれらの専門用語が、いかに発表者や聴衆を惑わせ「わかったつもり」という仮初めの理解に陥らせてしまうかに鋭敏だったのだと思う。

　精神分析の用語の使用を控えるというとき、私にもこの懸念があることは間違いない。だがそれ以上に私が危惧しているのは、精神分析の術語を使うことで、彼らの事例について言及しているはずの私の言葉が彼らにとって縁遠い、どこか別の国の言葉のようになってしまうことであ

る。「精神分析ではそうなのかもしれないけれど……」という反応を引き起こすことなく、自分の臨床のこととして彼らにしっかりと私の言葉を伝えたいと思ったとき、私が選んだのが、彼らが普段使っている普通の精神医学の言葉と、日常語で説明するというこの方針であった。

技法の拙劣さを咎めないこと

　これもTPARの講師を引き受けることにした際に自分のなかで決めたことのひとつである。私は他人と衝突することをさほど厭わない性質なので、臨床に関して納得がいかないことがある場合、自分が指導を受ける立場のときも、逆に自分が指導をする立場のときも、かなり率直に口にしてきた。もちろんけんかを吹っかけることが目的ではないので、そのときどきの自分にできる限り穏便な言葉を選択するように心がけていたつもりではあるが。

　私は、精神分析的な精神療法家を目指している若手や中堅の指導も引き受けているが、その場合、これは患者への介入としてよろしくないのではないかと思ったときにはかなり率直に「それはよくないと思う」ということを言葉にして伝えている。いわゆる「ダメだし」といわれるものである。当然そのことで彼らが傷つく可能性があることは充分承知しているが、彼らが精神分析的精神療法家として成長していくためには、どうしても技法的にそこをクリアしないと前に進めないという状況であれば、そこを率直に指摘するのが指導者としての誠実さと考えるためである。彼らも精神分析的な臨床家として成長したいと思って私のもとへ来ているのであり、多くの場合、私の指摘を真摯に受けとめ、自身の介入技法について考えようとする。

　どんなに言いがたいことであっても臨床上必要なことであればきちんと言葉にして伝えるべきであるという私の臨床観は、ひと言でいえば「そのときあなたが口にすることを最も躊躇している解釈こそが、もっ

とも伝えるべき解釈である」という Caper, R.A.[1] の言葉に集約される。私は専門家の専門性とは、伝えるべきことをきちんと伝えることによって担保されるという立場を取る。つまり私は「深刻な話をするのは２人の間に良好な関係を築いてからにしましょう」というスタンスを取らない。患者であれトレイニーであれ切実に困っている人を目の前にしたとき、その人の困難の本質を少しでも早く捉えて議論の俎上に載せることこそが、たとえ患者やトレイニーにとって耳の痛い話題であっても、そのことをこちらがきちんと理解しており、それについて支援していく意思があるということを伝えることになり、結果的に信頼を勝ち得ることになるというのが私の基本的な姿勢といえる。

　ところが TPAR の場合、ことはそう簡単にはいかない。TPAR の枠組みで私のもとにやって来る研修医は、プログラムの一環として私のもとを訪れているだけで、困っていることがありそれをなんとか解決するため私と個人的に指導関係の契約を結んだわけではない。なにより彼らはべつに精神分析の専門家になりたいと思っているわけではない。したがって彼らに「うーん、そこを精神分析的に扱いたいのであればそういう介入ではよくないでしょう。○○をきちんと取り上げる必要があると思いますよ」というようなコメントをしてもそもそも意味をなさない。

　そのようなことをしても、稀には大いに興味を示してくれる研修医もいるかもしれないが、多くの場合、精神療法を学びたいという若者の意欲を削ぎ、ひどい場合には精神分析に対する反感や嫌悪感を植えつけてしまう結果に終わろう。これは私にとっても、精神分析にとっても、広く精神療法全般にとってもなにひとつメリットがない。

　実際に私はそういう場面にも出くわしている。精神科医として数年目のときに参加した、精神分析的な精神療法家をコメンテーターとして迎えた事例検討会において、私より５、６年、年次が上の精神科医が事例を提示していた。細かな内容は憶えていないが、その精神科医がもってきたのは、境界パーソナリティの傾向を備えた、スタッフを絶えず駆け

引きの場に引っ張り込むタイプの患者であった。本当は引き留めてもら
いたくて「退院する！」と騒ぎ出すようなコミュニケーション様式が身
についた患者をイメージしてもらうとわかりやすいかもしれない（実際
にそういうやり取りがあったということではなく、あくまでもたとえで
ある）。

　一方で発表者は良くも悪くも言葉の裏を読み取ることに慣れていない
人物のようであった。患者が「退院する！」というと「そうですか。で
はまず退院後の計画を立てて、それに合わせてベストな退院時期を考え
ましょう」と応じるような治療者であった。患者の目的は退院すること
ではなく引き留めてもらうことだったので、結果的に患者は混乱してま
すます具合が悪くなるというような事態が繰り返されていた。これはも
ちろん「ラッキー！　たいへんな患者だから本人が『退院する』と言っ
ているこの機会に退院してもらっちゃおう」などと考えて意図的に行っ
ているというものではなく、この治療者は「いまこの状況でこの患者が
退院するためにはどのような環境を整えておくことが最善だろうか」と
いうことを本気で考えてこうした対応に至っているようであった。

　こういう位相のずれたコミュニケーションが報告されるたびに、コメ
ンテーターは「患者の言葉を額面通りに受けとめるのではなく、その言
葉でなにを伝えたいのかを考えないと。この場合だったら『あなたはそ
うすることで私たちがどこまで本気であなたの治療を引き受けようとし
ているのかを確認せずにはいられないのでしょう』というようなことを
言ってあげない限り、この患者さんは安心できないと思うのだけれど、
どうだろう」というような助言を与えていた。ただ同じようなやり取り
があまりに頻回に繰り返されるので、コメンテーターも似たような助言
を幾度も繰り返すことに疲れてしまったのか、最後のほうでは「先生は
本当に誠実な人なんだと思う。その誠実さは統合失調症の患者を診てい
くうえでは素晴らしい資質だと思うけれど、こういう人たちを相手にす
るときにもそのまんまというのはどうなんだろう」と軽く苦言を呈する

形になっていた。

　このコメンテーターの指摘は、この場に参加していた私——精神分析の知識はまだほとんどなかった——にとっても充分に納得のできるものであった。ところが最後にコメントを求められた発表者は「先生のコメントはあまりに精神分析的すぎます」と述べたのだった。コメンテーターはしばらく真剣に考え込んだあと「精神分析的すぎるといわれればそうなのかもしれないけれど、自分にはこの観点から教えることしかできないから、そういわれたら『どうもすみません』としか言いようがないと思う」と応じていた。この発表者は毎回ではないものの時折この事例検討会に参加していた。しかし、それ以降はもうその場に足を踏み入れることはなかった。私は、発表者がずいぶんと傷ついたのだろうな、と思った。

　ここには重要な含意があると考えられる。すなわち「叱られるには準備がいる」ということである。私たちが叱責されたり苦言を呈されたりするときに、それを自身が成長するための糧として用いることができるためには、叱られる側にある種の準備性が必要になる。それは生まれもった才能のこともあろうし、その領域での苦労した経験、もしくは学習によって身につけたその領域に関する知識の場合もあろう。あまりにもナルシシズムが強い人の場合には、この「準備性」を手にすることは一生ないかもしれない。いずれにしても受け手の側になんらかの「準備性」がなければ、この種のタイプの指導は彼らのこころに届かないのである。

　TPARで私のもとを訪れるのは、基本的に精神療法教育をほとんど受けていない若手たちである。「準備性」を備えている可能性と備えていない可能性とを秤にかけると後者である可能性がきわめて高い。私がTPARを通して提供したいのは、「精神療法のトレーニングを受けることは楽しいし、実臨床の役に立つんだ」という経験である。そのための第一の手続きが、研修医の介入が技法的にどれだけ拙くてもそのことで

彼らを叱責したり、咎めたりしない、ということであった。きちんとした
トレーニングを受けていないのだから技法が拙いのはむしろ当たり前
なのであって、それを前提として彼らになにをどう伝えるかを考えてい
くということである。もちろん研修医の介入技法ではなく医師としての
姿勢が不適切であると感じれば、私はその点は厳しく指摘すると思う。
ただ幸運なことに、これまでのところTPARではそのような若手医師に
出会っていない。

治療者の気持ちを話題にする

（1）その症例を提示する動機を明確にする

　正直なところ上記2点で重要なことは話し尽くした気がするのだけれ
ど、紙幅に多少の余裕があるので、もう少し細かい留意点にも触れてお
くことにしよう。毎回のセッションを始める際に気をつけていることと
して、冒頭で事例提示者にその事例を提示しようと思った動機について
話してもらうようにしているということがある。このときに知的な水準
の回答に留まる研修医がある割合でいる。「この人の病理についてコメ
ントをいただけたらと思って」とか「この人のこころのなかでなにが起
こっていたのかなと思って」といった回答が代表的な例といえる。

　もちろんこれは医学的な関心のもち方としてある意味で正答といえ
る。本来、医学に治療者の私情が立ち入る余地はない。数多くの先人た
ちの知見の結晶である診断体系に目の前の患者の症状を拾い上げてはひ
とつひとつ照合していくことで正確な診断に到達し、適切な治療法を選
択するという一連の作業は、あくまでも理性に基づく知的な仕事であ
る。

　ところが精神科の診断と治療に限っては知的な作業だけでは正解に到
達できない。精神医学にあまりにも未解明な点が多すぎるため自然科学
として一般的な身体医学が有する水準に達していないということもある

が、より本質的には精神医学が情緒というきわめて主観的なものを対象
にしているためである。Bion, W.R. は、これを端的に「不安には形も色
も臭いも音もない」[2]と記した。身体科医は見たり、触れたり、嗅いだ
り、聞いたりすることで対象に迫ることができるが、不安をそうした形
で捉えることはできない。それらを取り扱うためには、五感を超えたな
にかが必要となる。Bion はこれを「直観」と呼び、藤山[3][4]は「ここ
ろを使う」と表現している。

　このようなことを書くと、私がなにやらオカルトめいたことを主張し
ていると思われる向きもあるかもしれないが、決してそういうことでは
ない。ある程度以上の真摯さで臨床に向き合っている精神科医であれ
ば、患者が「もうつらくてつらくてたまりません」と言っていても「そ
うはいっても次の診察まではいまの方針で治療を続けて大丈夫だろう」
と思ったり、逆に患者が「べつに大丈夫です」と話していても「いや、
これは全然大丈夫ではない気がするぞ。このまま帰すのはかなりまずい
んじゃないか」と思ったりした経験があるのではないか。私がここでい
わんとしているのはこういうことである。そして、この種のことが可能
になるのは、私たちのこころが言語的メッセージ等を介さず、患者のこ
ころから発せられる不安を直接的に受け取っているからである。

　私たちは、普段のその患者との診察では体験しない不安を感じ取るこ
とで「なんだかいつもと違うことが起こっているようだぞ」と直観す
る。これは医学的な知識の習得の結果として身につくものではない。み
ずからの情緒に対して自分の注意を向け、それを言葉にしていくという
ひらかれた姿勢が求められる。それゆえに研修医には、頭を使って知的
に患者を理解しようとするいつもの姿勢を手放し、こころを使って情緒
的に患者を理解する方法を学ぶ必要がある。米国力動精神医学の泰斗で
ある Gabbard, G.O. は「精神科レジデントは、長年の教育を通して深く
染み込んでいる医学的面接技術を、ある程度捨て去る必要がある」[5]と
述べているが、これはきわめて至言である。

　したがって、ここで私が研修医に求める動機とは、知的な水準のものではなく、情緒的なものである。「この患者さんを前にすると伝えるべきことも伝えられなくなって、結局、相手の主張を丸ごと受け入れる感じになってしまって困っているんです」とか「この患者さんの『あーでもない、こーでもない』という話を聞かされていると、ほかの患者と会っているときにはありえないほどイライラしてきてしまって、どうにかならないものかと思って」というような答えを求めているということになる。

　それゆえ「この患者さんの病理を知りたいと思って」というような返答をする研修医には、こちらからさらに「この患者の病理を知りたいという先生の考えは、先生のどういう気持ちから生じてきているのだろうか」と尋ねていく。こうして知的な理解（考え）と情緒的体験（気持ち）とは別物であるということを体験的に学習してもらう。ただし、自分の気持ちにどの程度注意を向けることができるのかという点については研修医によって得手不得手にかなりの個人差がある。ほとんど指導せずとも自分の気持ちを上手に言葉にすることができる研修医もいるし、何度か質問を重ねてみても知的な議論からなかなか離れられない研修医もいる。とはいえ半年の間これを続けていると、大体の研修医は自分の気持ちに以前よりも率直に向き合えるようになる。

（2）情緒には正解も不正解もないことを知ってもらう

　治療者の気持ちを積極的に取り上げるもうひとつの理由として、治療者が患者に抱く気持ちにはどれが正しくて、どれが間違っているというような決まりはないということを知ってほしいという点がある。経験上、患者との間でなにか拙いことが起こるときというのは、治療者が自分の気持ちを見ないようにしているときであることが多い。よくあるのが患者にイライラしていたり、怒りを覚えているのに、それを「患者に対してこういうネガティブな感情をもつなんてとんでもないことだ」と

非常によくないこととして捉え、「そんなふうに思っちゃいけない」と考えるあまり、それらの気持ちに蓋をして感じないようにしたり、あたかもそのような感情など存在していないかのようにふるまおうとしたりする場合である。

このような戦略がうまくいくことはほとんどない。たいていはそれらの感情を隠しきることはできず、言葉遣いがぶっきらぼうになったり、面接を早く切り上げようとしたりといった態度を通して患者に伝達されることになる。そして患者も治療者の否定的なふるまいに反応して、否定的なリアクションを返してくるという悪循環が生じて、関係性は暗礁に乗り上げるのである。

自分の情緒に意識的になるということは、この種の非言語的な膠着パターンに陥ることを避けるうえでの第一歩である。それはもちろん、治療者の感じている怒りやイライラをそのまま患者にぶつけてよいということを意味してはいない（同様に、患者をたまらなく愛おしいと感じたからといって交際したりセックスしたりしてよいということも意味していない）。治療者に求められるのは、自分のなかに生じてきた情緒をまずきちんと認めたうえで、その気持ちに従って行動するのではなく、その気持ちが生じた意味について考えることである[6]。「あー、目の前にいるこの人は、こうやって私をイライラさせることでしか自分の絶望を伝えることができないのかもしれないなぁ」などと考えることができれば、目の前の患者の行動様式はそれまでとはまったく違った意味を備えたものとして理解することができるようになる。

クローズドなコンサルテーションという安全な環境下で、治療者が患者に抱くどのような感情も頭ごなしに否定されることなく、患者理解のための重要な素材として扱われるという体験は、治療者が臨床で使えるこころの自由度を大幅に高める効果がある。

::::: おわりに

　本章では初学の精神科医に精神療法教育を実施する際に留意すべき点を、TPARでの実際の経験をもとに解説した。とりわけ、①精神療法の専門用語を使わないこと、②技法の拙劣さを咎めないこと、③治療者の気持ちに焦点を当てることの3点が重要であることを指摘した。日本の精神科専門医養成システムにおいて精神療法の教育が少しでも先進諸国の水準に近づけることを願っている。

〔文　献〕
（1）Caper, R.A.: *Mind of one's own: a kleinian view of self and object.* Routledge, 1999.（松木邦裕監訳、池田暁史、久保田圭子、坂井俊之他訳『米国クライン派の臨床──自分自身のこころ』岩崎学術出版社、2011年）
（2）Bion, W.R.: *Attention and interpretation.* Basic Books, 1970.
（3）藤山直樹「こころを使った臨床に向けて──精神分析が精神医学に貢献できること」第112回日本精神神経学会学術総会　教育講演、2016年6月3日
（4）藤山直樹「精神科専門医にとっての精神療法とは──ミニマムリクワイアメントについて考える」第112回日本精神神経学会学術総会　委員会シンポジウム、2016年6月4日
（5）Gabbard, G.O.: *Long-term psychodynamic psychotherapy: a basic text. 2nd ed.* American Psychiatric Association Publishing, 2010.（狩野力八郎監訳、池田暁史訳『精神力動的精神療法』岩崎学術出版社、2012年）
（6）Winnicott, D.W.: Hate in the countertransference. In: Winnicott, D.W.: *Collected papers: through paediatrics to psycho-analysis.* Basic Books, 1958.（中村留貴子訳「逆転移のなかの憎しみ」北山修監訳『小児医学から精神分析へ──ウィニコット臨床論文集』岩崎学術出版社、2005年）

［column］
精神療法という地下水脈
──カナダでのトレーニング

井上隆志

　筆者は執筆時点の2019年12月現在、カナダ、バンクーバーのBC Children's Hospitalにて外国人フェロー（postgraduate trainee）として、ほかのレジデントやフェローたちとともに児童思春期精神医学を学んでいる。レジデントたちには病棟業務以外の学びの機会が多く確保されており、毎週木曜日はアカデミック・デイとして、地域で研修しているすべてのレジデントたちが集まって講義や精神療法のスーパービジョンを受ける。州によって多少の違いはあるが、精神療法のトレーニングがかなり充実していることがカナダにおける精神科専門医養成の大きな特色である。

　たとえば、精神科を本格的に学び始める卒後２〜５年次の間に、週１回50分のlong-term psychotherapy（多くは精神分析的精神療法、あるいは力動的精神療法）を、スーパービジョンを受けながら続けることが精神科専門医になるためには必修になっている。期間は最低１年間が求められているが、多くのレジデントが数年間に渡ってセラピーを続ける。クライアントとレジデントの希望に応じて、レジデントの研修期間が過ぎたあとも同じケースをそのまま見続けることも珍しくない。それに加えて、認知行動療法、家族療法、IPT（対人関係療法）もスーパービジョンを含めてすべて経験することが必修になっており、これらをすべて修了しないと今の制度では精神科医になることができない。

　６ヵ月間の必修となっている児童思春期精神医学のローテートをして

いる3年次のレジデントたちは、火曜午後は家族療法のセッションとグループスーパービジョン、水曜午後はlong-term psychotherapyのセッションと個人スーパービジョン、そして木曜は全日アカデミック・デイというようにスケジュールが組まれている。家族療法について、BC Children's Hospitalの教育クリニックではEmotion-Focused Family Therapyの理論に基づいた実践が教育されている。入退院が繰り返される病棟業務とは異なり、数ヵ月〜数年間といった継続した時間軸で精神療法のケースをもち続けられるようになっている。ある同僚のレジデントは「精神療法の時間が週のなかで1番好きな時間だ」と話す。たとえ将来精神分析の道に進む予定がなくても、自分の経験のためにと週数回の精神分析的セラピーをみずから受けているレジデントもいる。精神分析のセッションを精神科医が行う場合は公的保険でカバーされることもある。

このような手厚い精神療法の文化は、まるで地下水脈のように日々の臨床のすみずみまで行き渡っている。言語化の難しい低年齢の児童に用いられることの多い、遊びを利用したプレイセラピーにおいても、セラピストの受けてきたトレーニングによって子どもとかかわるスタイルが異なる。あくまで一般論としてではあるが、精神分析的な訓練を受けてきて精神分析的なプレイセラピーを実践している治療者は、単なる症状の改善ではないインサイト(洞察)が子どものなかでも深まることを念頭にリフレクティブ(内省的)なやりとりを心がけるという。

また、アタッチメント理論に基づいた米国生まれのペアレンティングプログラムであるサークル・オブ・セキュリティ(安心感の輪)は、標準化されたマニュアルが存在するものの、その背景にはウィニコットをはじめとする精神分析家の理論が深く影響を及ぼしている。6歳程度までの子どもを対象とした外来(infant psychiatry clinic)で働く児童精神科医の1人は「今でもウィニコットを読み返しているし、彼の言葉を臨床のなかでよく参照している」と話す。ちなみに、サークル・オブ・

セキュリティのプログラムの一部である「安心感の輪」子育てプログラムは日本語化されており、本邦においてもアクセスすることが可能だ。決して養育者を責めるのではなく、"good enough parent" を目指してグループのなかで「自分自身をみつめる」ことを支援し、最終的に養育者が子どものニーズをよりよく満たすことを目指す内容となっている。実際に参加していると、グループのファシリテーターとグループのメンバー、あるいはメンバー同士の間で起こった変化が、養育者と子どもとの関係性に好ましい変化を起こすことが想像され、とても有用なリソースであると感じた。

　こうして濃密な精神療法のトレーニングを受けたレジデントたちのなかで、フルタイムの精神療法家となる者はごく少数だ。もちろん、レジデントのなかには正式な訓練分析を受けて分析家になろうとしている候補生がいるし、たとえば将来的に精神科の救急病棟で勤務しながら週に１日は地域でDBT（弁証法的行動療法）のセラピストとして境界性パーソナリティ障害の思春期例とかかわるようなパターンもある。ただ、指導医たちが強調しているのは、家族療法を学ぶことで将来的に目の前の患者の背景に隠れている家族力動について想像することができたり、プレイセラピーに接することで子どもの遊びを観察しながらアセスメントに活かせたりするなど、精神療法のトレーニングが将来の精神科医としての治療の質を高めると考えられていることだ。

　最後に、カナダにおける「専門医」のタイトルのもつ重みについて触れておきたい。カナダの医療制度は基本的に英国と同じで、家庭医と専門医が厳密に区別されている。専門医となるための研修期間は家庭医より長く、精神科専門医の場合は医学部卒業後に最低５年間（うち１年間は日本の初期研修に相当する総合的な研修）を修了する必要がある。一方で、いったん専門医となると、診療に対する報酬も大きく変わる。カナダは基本的に公的保険ですべてがカバーされており、それぞれの医師が診療した分を公的保険に請求する。精神科医としての診療報酬がしっ

かり確保されているので、再来患者でも1人あたり1時間の枠を確保することができる。濃密なトレーニングを経ていることが、精神科専門医としての証になっているといえるだろう。

　筆者は外国人フェローであり、こうした正式な精神療法のトレーニングにフルタイムで参加しているわけではない。しかし、バンクーバーのレジデントたちと接していると、その多くはこうした精神療法の経験を前向きに感じており、教育的なセッションに喜んで参加している。日本でも、すべての精神科レジデントがスーパービジョンを受けながら精神療法のケースを経験できる日が来ることを願ってやまない。

第 2 部

スーパービジョンの
実際

[第 4 章]
堀越勝先生のスーパービジョン

佐藤駿一
榊原英輔
堀越　勝

ケースの概要

【患者】24歳（修士２年生）女性、Aさん

【診断】双極 II 型障害

【家族歴・既往歴】特記事項なし

【嗜好】機会飲酒あり、喫煙なし

【生活歴】（陳述者：本人、両親）同胞２名中第１子。小さい頃から図鑑を見るのが好きで、研究者になるのが夢だったという。小・中学校と地元の公立校に通ったが、放課後は家できょうだいと遊ぶことが多かった。高校は地元の公立進学校に入学し、友人もできた。B大学を卒業後、C大学の大学院に進学し、現在は修士２年生。博士課程へ合格しているが、修士論文がまだ書けていない状況。大学進学後からは１人暮らしをしている。父母は現在別居中。

【現病歴】小学校６年生頃から両親が不仲で板挟みにあい、死にたいと思うようになった。また、同級生と交流するのが苦手で、些細なことで友人と関係を断ってしまい、１人で過ごすことが多くなった。

　大学生の頃、同じ学科の女子学生が悪口を言っていたことを咎めたの

をきっかけに、女子グループから孤立。気分が落ち込み、死にたい気持ちが強まり、カウンセリングと精神科クリニックへの受診を開始した。修士１年目の６月に、ゼミの発表がうまくいかず、生活リズムの乱れと気分の落ち込みが出現した。休学し療養したが症状は改善せず、10月から抗うつ薬の内服を開始。「生きていても仕方がない感じ」は持続したが、気分・意欲は改善したため11月から復学した。

修士２年生時も、ゼミでの発表や大学院入試が近づくと生活リズムが崩れ気分が落ち込み、教員や先輩の助けを借りながらギリギリで乗り越えるということを繰り返していた。９月に院試を終えると、その１～２週間後から軽躁状態がみられたため、抗うつ薬を減量し気分安定薬を開始した。この際、「Ｂ大学時代の人間関係にけりをつけないと自分は治らない」と考え、関係者の１人であった男性を呼び出し、何時間も「お前らのせいだ」と責め続け、目の前でリストカットをしてみせた。しかし納得できるような返事はもらえず、10月からは再度抑うつ状態となり、修士論文執筆の作業が滞った。12月に手持ちの処方薬を過量服薬（OD）。Ｄ大学病院に救急搬送され、精神科を紹介されて任意入院となった。入院中、上級医の指導のもと佐藤医師が担当医となり、自殺企図の背景を面談で探ることとなった。

本症例の概要とやり取りの出版については、本人に書面にて同意を得た。また、個人情報保護の観点から、適宜改変を加えている。

第１回スーパービジョン

佐藤 （以上の現病歴を堀越先生に伝え、）よろしくお願いします。入院は夜間の緊急入院だったので、その翌日に病歴聴取を行い週末は病棟内で過ごしてもらいました。その間は落ち着いていました。今回検討していただきたいのは、入院５日目に行った、入院後２回目の面接です。患

者さんに許可をもらって、面談室でのやり取りを録音させてもらいました。

堀越　よろしくお願いします。早速ですが、この人は小学校 6 年生の頃から死にたい気持ちがあるということなんですね。そうすると、CBT（認知行動療法）的な治療を行っていくうえでは、少し注意が必要かもしれないですね。

　まず、CBT の効果が 1 番出やすい人というのは、ある時点までは普通の生活を送っていた人が、強いストレスやなんらかのきっかけでその生活から脱線してしまい、そのまま悪い状態が維持されているような人です。CBT は、悪い状態になった過去の原因ではなくて、悪い状態が維持されるメカニズムに焦点を当て、対話を通して、なぜ悪循環にハマってしまうのか、ということを考えていく心理療法です。一般的なPTSD の病態を例に考えるとわかりやすいかもしれません。そういう人たちは、外傷体験をするまでは普通の生活をしていたので、PTSD の維持要素を解きほぐしてあげれば、それだけでもとの生活にリカバリーしていくことができます。

　しかし、たとえば、もともと自閉スペクトラム症の特徴をもっている人や、幼少期に逆境体験があって、パーソナリティ面での課題がある人は、維持要素をみつけてそれを解きほぐしたとしても、リカバリーした先が健康的な普通の生活ではない可能性があります。その場合、維持要素を解きほぐしてあげるだけではよくならないかもしれません。もともとのパーソナリティの部分に対して、力動的精神療法のようなアプローチが必要になってくることがあります。もともと「生きていない」人の場合、普段のベースは生きていないので、基本スタンスに戻ると「死にたくなる」と言ったりしますね。なんとなく生きてはいるけど、本当は死んでいるというような状態です。

　CBT の枠組みで根っこにあるパーソナリティの問題に介入するとしたら、リネハンの弁証法的行動療法やヤングのスキーマ療法がありま

す。たとえば、スキーマ療法では、維持要因への働きかけだけでなく、どうしていまの状況に至ったのかという原因も考えていきます。一般的には、両親との関係が発端となっていることが多くて、その場合は、セラピーを通して精神発達、「成長のマイルストーン」をやり直さなければならないこともあるでしょう。

　この方の場合、12歳のときから死にたいと考えるようになったということから考えると、幼少期に遡る問題があった可能性が高いのではないかと思います。両親がうまくいっていなかったということなので、いろいろな意味で、重要で親密な人間関係が安定していなかったのかもしれません。この世に歓迎されていないというか、この世に生まれたときにウェルカムされなかったという感じです。そうした背景から、人によっては、大人になってからいざ人間関係が安定し始めたとしても、それに安心できなくて、わざとその関係に揺さぶりをかけて、安定性を確かめずにはいられない人もいます。ただ、根っこのパーソナリティに介入していく治療は何年もかかってしまいます。しかし、私のここでの役割はCBT的なスーパービジョンですので、そのあたりを鑑みて短期間でできることを考えていきます。

　CBT的な考え方ですと、一般論として人びとは「公正世界の信念」と呼ばれる仮説を信じていると考えます。「公正世界」というのは端的にいうと、「善いことをしたら善いことが起きる、悪いことをしたら悪いことが起きる」という原則で動く世界のことです。世界が公正であると信じ込んでいると、善いことをしていたら善いことが起こるんだ、悪い出来事が生じたら、その人がなにか悪いことをしたせいなんだ、というように考えてしまいます。悪い出来事の例として、悲しいことに誰かが性的暴行を受けたという場合を考えてみましょう。被害にあったご本人だけでなく、周りの方々、家族なども公正世界の仮説を信じている場合、悪い出来事の裏にはその人の悪い行いがあると考えるので、「性的暴行を受けたのは被害者が悪いことをしたからだ」という発想になって

しまいます。「あなたが男を誘う言動をしていたんじゃないか」「油断していたからだ」「逃げられたのに逃げなかった」というように被害者を責めてしまったり、被害者自身も自分で自分を責めてしまったりしてしまうのです。

それから、両親から厳しくしつけられた人のなかには、ありのままの自分を愛せなくなってしまっている人がいます。この世にウェルカムされていないので、よいところを見せないと愛されないということで、そういう人は、100点を取って当たり前、よいことをするのが当然で、99点だったとしても、少しでも理想通りではないことがあると、それを自分の欠陥だと考えます。よいことをしても、素直に自分を褒めてあげることができません。CBTではそういう人には認知の再構成、つまり現実の受け取り方を調整する手伝いをしてあげることになります。マインドフルネス手法を用いれば、自分を責める思考から距離を取って、ありのままの体験に目を向けるようにしてもらうこともできます。まあ、自分のなかで戦って綱引きをすることを止めるというか、ある意味で葛藤を放棄するということですね。

さて、この方の話に戻ります。CBTの応用編として弁証法的行動療法やスキーマ療法などがありますが、基本的なCBTでは複雑な生育背景があったとしても、その体験が現在の生活や行動のなかにどのように表れているかをみつけ、そして「現在なぜ症状が維持されているのか」に絞って考えていきます。複雑な背景がある人は自己肯定感が低い人も多いので、まずは支持的に、とくに共感的に接していく必要があります。そういうなかで、対話を通して維持要因を解きほぐす方法を炙り出していくことになります。これらを踏まえたうえで、まずは今回のやり取りを聴いていきましょう。CBTを行うのに必要な特徴的感情、考え、行動、悪循環などをみつけていけるとよいと思います。

| **佐藤**　先週の木曜日に死にたい気持ちが強まって入院したわけだけ

ど、いまはどうですか？

Ａさん　通常の死にたい気持ちが、常にある。

佐藤　通常の死にたい気持ちが常にあって、変わらないくらいかな？

Ａさん　はい。

堀越　ここでいったん止めましょうか。最初に、「死にたい気持ち」と言っていますが、ここではあえて言葉を言い換えてみることができます。たとえば、「生きたくない気持ち」とか。複数の言葉で表現してあげます。「生きている感じがしない」とか「どこかが麻痺している感じなんですね」とかです。

佐藤　それはどうしてですか？

堀越　この段階では、あえて患者さんの言葉をそのまま使わずに置き換えていくと、患者さんは自分の気持ちを別の角度から見直すことになります。それに、いままでと違う表現の仕方で説明されると、患者さんは前頭葉を使いますので、そうしているうちに自分の感情に気づいてくることがあるからです。口癖になっていると、習慣化しているので、本来感じるべき感情が出てこないと思います。ある意味で、生きているということは感じることです。軽く感情的に揺さぶりをかけるという感じです。

佐藤　なるほど。次からそう言い換えてみます。

堀越　それから、「死にたい」という気持ちは、もっと分析していく必要がありますね。たとえば、疼痛性障害の人のなかには、さまざまな不快な感覚を、なんでも「痛い」と表現してしまっている人がいます。でも、本人が「痛み」と表現している感覚をもっとくわしく見てみると、それは「痺れる」であったり「だるい」であったりするわけです。そうやって感覚を分類していくことで、それぞれの感覚ごとの対処法が見えてくるようになります。感情の場合も同様で、「死にたい」が「悲しい」なのか「不安」なのか「寂しい」なのか「虚しい」なのか「麻痺し

ている」なのか、そういったところを聴いていく必要があります。最終
的には、怒り、悲しみ、不安あたりの基本感情に落とし込みたいです
ね。続きを聴きましょう。

佐藤　木曜日の死にたい気持ちって、マックス10くらいとして、まっ
たくないのが0としたら、通常はどのくらい？

Aさん　3、4。

佐藤　木曜日のはどのくらい？

Aさん　9、10。

佐藤　木曜日のことを振り返ったときに、本当に死のうと思ってい
た？　それとも、本当は死なないかなぁと思っていた？

Aさん　本当は死なないかなぁと思っていた。そう、起きたあとに薬
が足りなくならないようにしていたので。まじで死のうとは思ってい
なかったかな。9か、8くらいかも。

佐藤　これまでも8とか9とか、死にたい気持ちがすごく高まったと
きってどのくらいあるの？

Aさん　大学2年生の冬がけっこう高くて、あの頃は常に7、8だっ
たと思う。最近は、12月、いや10月。後期に入ってから。

佐藤　後期に入ってから、強くなっているのを感じる？

Aさん　はい。

堀越　「死にたい気持ち」を数値化してもらったのはよいですね。CBT
っぽいです。私なら、さらに患者さんが、気持ちを数値化できているこ
と自体を拾います。「自分の気持ちを冷静に見ておられるんですね」み
たいに声かけをして患者さんが自分のことを俯瞰できていることに気づ
いてもらいます。そのことをハッキリと言う必要もないと思います。種
まきをする程度で十分です。ちょっと控えめのほうがじんわりと効いて
きます。

佐藤　僕としても、この方に聞いてみたときに、きちんと数値化できて
いるなとは思いました。でも、このときは聞くことに集中していて、そ
れを褒めるところまで頭は回っていませんでした。

堀越　数値化ができると、数値ごとに場合分けして考えられるので、あ
とあと役立つことが多いですね。「このくらいのときはリストカットだ
ね、このくらいまでいっちゃうとODしちゃうんだね」みたいな感じで
話していくと俯瞰もできますし、新しい対処法を考えるときにも使えま
す。それから、患者さんに自分の気持ちを数値化する習慣がついてくれ
ば、「いまのつらさは数値でいうといくつくらいなんだろう？」と自分
に問いかけることができるようになるかもしれません。そうすると、自
傷行為を行う前にワンステップ入ることになるので、衝動的にならずに
済むこともありますね。

　とにかく、なるべく患者さんに前頭葉を使ってもらうようにして、鍛
えていくのがポイントです。

> 佐藤　大学２年生のときは常に高かったけど、それで行動に移したり
> したことってあるのかな？
> Ａさん　していました。でも、そのときは市販薬しか持っていなかっ
> たので、市販薬を過量服薬して、吐くくらいで終わっていました。
> 佐藤　あー、市販薬ですか、なにを持っていたの？
> Ａさん　ただの頭痛薬とか、イブとか、アセトアミノフェンが入って
> いるやつ。
> 佐藤　あー、そうだよね。むしろアセトアミノフェンのほうが危険だ
> と思うけど。

堀越　アセトアミノフェンのほうがむしろ危険だというのは、教えない
ほうがいいかもしれないですね。

佐藤　はい、そうでした。

Aさん　4年のときは過量服薬をやって、そのへんの薬を飲んでいま
したけど、すぐに吐いて、それで終わっていました。

佐藤　そっか。そのときはどうだったの？　本当に死のうと思ってや
っていたの？

Aさん　けっこう、もういろいろ考えてて嫌になって、死にたい気持
ちが高いところまでいっちゃうと。あとあと振り返るとわけがわから
ないことが多いんですよね。記憶が飛んでいるというか。だいぶ衝動
的にやっていたことが多いと思います。

佐藤　あー、なるほどね。じゃあ計画的にやろうというよりは衝動的
なほうが多いんだ。

Aさん　その場にあるやつを飲んじゃう。とはいえ、2回に分けて飲
んでいて。たぶん、1回目と2回目で10分か15分くらい空けて飲んで
いる。1回目にベンゾジアゼピン系の薬を半分くらい飲んで、そのあ
とにまた追加で飲んだみたいで、そのへんの記憶が曖昧なんですよ
ね。とくに2回目は曖昧な衝動で追加して飲んで、寝落ちしていたん
だと思う。

佐藤　たしかにね、ベンゾジアゼピン系の薬をたくさん飲んだら、朦
朧としてしまう感じだっただろうね。

Aさん　それで朦朧とした状態で、やってしまったんだと思う。

佐藤　じゃあ、これまでも最後に感情がワッとなったら飲んじゃう感
じで、そこに行く前に止めることってできないのかな？

Aさん　普段の死にたい気持ちの指標が3くらいだとすると、なんか
間がなく上がってしまう。シュッと死にたくなっちゃう感じで。4、
5くらいだとリストカットしてしまう。このへんで（左の前腕を見せ
て）。これは、見せびらかしかな。外でやったやつなので。このへ
ん、肩も。薄く切ると落ち着くのでたまにやっていた。最近は、あん
まり切ってなくて、一気にバーンってODまでいっちゃう。

堀越　Aさんのストレス耐性は低いですね。死にたい気持ちが3、4の
ところから、急に高まってリストカットをしてしまいます。リストカッ
トをする人の場合は、どういった「こころのしくみ」で自分の腕を切る
という行為に至るのかを、時間を順々に遡って聞きだして、明らかにし
ていくとよいことがあります。たとえば、「腕を切ってしまったちょっ
と前にはどんなことがあったの？」というように尋ねていくわけです。
そうすると、自傷行為を行う際のパターンが見えてきますよ。さらに、
悪循環や維持要素も。

　そうしたらそれを患者さんと共有していくことが重要です。

佐藤　そのときは、自分で躁状態なのかなって思うことはある？
Aさん　躁なのかな？　躁のときはむしろ、「元気」側に振れるので、
衝動的に薬を飲むとか切るとかはなくて、むしろ学校に行って、研究
できたり、先輩と喋ったりが多くて。
佐藤　そっかそっか。じゃあ、今年の後期で衝動性が強くなってきて
いるって言ってたけれど、きっかけとして自分で思い当たる節はあ
る？
Aさん　ゼミとか修論のプレッシャーがあると思います。あとは、大
学時代の女友だちとの関係が、自分では清算できてないって気づい
た。

堀越　この人は、修論でもゼミでも、なにかプレッシャーがかかると、
この大学時代の人間関係のわだかまりが出てきますね。こういったパタ
ーンに気づいてもらうのは重要です。なにが起こると、どう考えて、ど
んな行動をするのかのパターンです。「この大学時代の人間関係がずい
ぶん気になっているようですね」「また同じようなプレッシャーに晒さ
れたら、その大学のときの人間関係を思い出してしまいそうかな？」と
聞くことができますね。

佐藤　なるほど、そうやって質問するんですね。

堀越　その質問に答えるときに本人が頭を使いますので、パターンに自分で気づけるかもしれません。まず、共感的に受けてから、質問します。それから、Aさんはこの人間関係、つまりこの女性のために、自分が死のうとしているように感じませんか？

佐藤　たしかに、この女性にすごく固執しているな、と解釈できると思います。

堀越　自分の時間と命の多くをこの女性のために使っています。それってすごくもったいないことですので、それに気づかせてあげたいです。私だったら「あなたの時間と命をかけて、ずっとこの人のことを思い出しているんですね」とか「この女性のことがすごく気になっているんですね。時間と命をかけてそうしているように聞こえますね」とか言ってみます。まるで恋人みたいな関係ですね？

佐藤　たしかに、言われてみればそうです。

堀越　それからここには、アンフィニッシュド・ビジネス（unfinished business）がありますね。完了していない重要事項です。その女性は実際にいま目の前にいるわけじゃないのに、あたかも目の前にいるかのように、いまの自分を苦しめてきています。「ここにいない人物なのに、あたかもここにいるかのようですね」「もしかすると、苦しめているのは実際のその人ではなく、あなたのなかにいるその人なのかもしれませんね」みたいな言葉がけをすることもできます。それで、相手がどう返してくるかちょっとポーズして待ちます。

佐藤　大学時代の人間関係に固執している裏には、親子関係があるんだろうなぁって思うんですけど、どうすればいいでしょうか？

堀越　よいポイントです。その点を扱うかどうかによって治療は変わりますけど、扱える時間はあるのでしょうか？

佐藤　2週間程度の緊急避難的な入院の予定なので、そこまで扱える時間はなさそうです。

堀越　いまは精神科の入院期間が短くなってきているので、自傷行為の裏にある親子関係まで扱うのは難しいことが多いですよね。ちなみに、アンフィニッシュド・ビジネス、今回でいえば大学時代の友人関係のトラブルから継続している問題を扱うのがCBT的な治療でしょうね。そして、そのアンフィニッシュド・ビジネスが現在どのような形で表れているのかということです。そのアンフィニッシュド・ビジネスはいったい誰の化身なのか、というところまで遡って明らかにしていくのはおそらく分析的な治療になります。たいていは親子関係に帰着するものですが。

　時間はなくても、どうしても気になるようなら「マーキング」だけしておくのも手ですね。マーキングっていうのは、ただ患者の言葉を繰り返すことです。「アクセント法」とも呼びます。そうすることで、自分の意識に残りやすくなりますし、あとで同じような話が出てきたときに使いやすくもなります。CBT的にアンフィニッシュド・ビジネスを扱うとしたら、「なにか終わっていないことを抱えているようですね」「その部分を消してしまいたいと感じているようですね」「あなたは自分のなかのなにを殺したいんだろう」、ちょっとブラックだけど、出てきた「なに」に一緒に命名して外在化、たとえば「ブラックちゃん」、そのあとにブラックちゃんが出たらどう対処するかを一緒に考えるなんてこともできるかもしれません。何度も言いますが、ポイントは自分で気づくように質問を投げかけていくことです。続きを聴いていきましょう。

佐藤　何時間も話したっていう大学時代の男性とは、新しくなにかあったわけじゃないんだよね？

Aさん　2回目に男の子と喋って。

佐藤　それは、Aさんから呼んで喋ったんだよね。

Aさん　衝動的に呼んで「相手とはわかり合えないんだぁ」って思った。だから、そのあとに大学時代のほかの人たちにも、「そのときの

ことってどっちが悪かったんだと思う？」ってLINEで送って話した
けど、やっぱり解決方法がなく、意見を求めても出てこなくて。カウ
ンセラーさんにも意見を求めたけど、直接的にこっちから彼女らに働
きかけても、解決できる可能性より傷つくリスクのほうが高いかなっ
て言われました。実際、10月にその子と喋ったときの傷がこれ（見せ
びらかしと言った傷を指して）です。物理的にも傷ついているし、精
神的にも傷ついているし。

佐藤　なるほどね。今年の10月くらいになって、大学時代の友人と話
したいな、って思った背景には、ほかにも心の負担もあったんじゃな
いかなぁって思うんだけど。

Aさん　カウンセリングで、去年は環境が変わったとか、ゼミとかの
ストレスとか、目の前の表層的なストレスのことを話していたんです
よ。今年になると、そういうのが落ち着いてきて、過去のこととか、
自分が小さかった頃の話になっていったんです。でも、その問題はカ
ウンセリングで整理できればよかったんですが、整理しきれなくて。

佐藤　整理しきれないのに、話すだけ話して、消化不良って感じだっ
たのかな。

Aさん　週に1時間だと、とてもじゃないけど足りないですし。さら
に私が休んじゃって、週に1回も行けないときもありました。それで
思い出すだけ思い出したのに解決できない、っていう状況があったか
な。

佐藤　修論でも追い詰められたりしていたのかな？

Aさん　期限的には追い詰められていました。そっか……、修論、ど
っちが大きいんだろう。修論があったから具合が悪くなるのか、具合
が悪くなったから修論が書けなくなってそれでさらにイラつくのか。

佐藤　うーん、なるほどね。

Aさん　とにかく、負のループがあったかもしれないけど、「こうや
って動けなくなったのは大学時代にかかわった人たちのせいだ」みた

いな思考に至って、その次に自己嫌悪がきて、解決不能で、死にたくなっちゃう。

佐藤　なるほどね。どっちが先かわからないけど、負のループが回りだすと「そもそも大学時代のことがきっかけだ」って思うところに飛んじゃうんだね。

堀越　「そっか」はなにかに気づいたときに出る言葉ですね。「そっか」という言葉が出たときに「大事なことに気づきましたね」と押さえておきたいところです。今回気づいたのは、明らかに「負のループ」です。この「負のループ」という言葉は、本人の口から出た言葉なので、頭に入っていきやすいですし、今後も使えますね。今後もAさんはストレス状況に直面していくと思いますが、その前に「負のループ」の仕組みを見せてあげたほうがよいですね。「心理教育」です。

佐藤　どのようにしたら仕組みを見せられるでしょうか？

堀越　いろいろありますが、たとえばスケッチブックとマーカーを常に面接室に置いておいて、Aさんの前で図を描くこともできます。「プレッシャーに感じる」と負のループが回っていく、このことは確かだよね、っていうことをあらかじめ確認しておけば、また同じようなストレス状況になったときに自傷まで一気にいかなくて済むかもしれません。「そっか」という言葉が出るということは、気づける、洞察を得られる人だと考えると、この人はしっかりかかわれば変わっていく人だと思いますね。ちゃんと精神療法を行えば、治っていくと思います。

佐藤　いまの自分だと、とにかく聴こう、なにか働きかけができるところがないか探そう、ということに必死で、「大事なことに気づいたんじゃないですか」みたいな声かけをサッとすることがまだできません。次の面談では、「負のループ」について取り上げてみようと思います。

佐藤　修論は実際どのくらい進んでいるの？

Aさん　30分の1くらいしか書いていない。

佐藤　データは取れているの？

Aさん　データは取れています。未完ですけど、提出すれば修士が取れるくらいには終わっている状況。

佐藤　研究自体は、実験していたの？　それとも実験じゃないことをしていたの？

Aさん　私は、試料を集めて測定していました。データ解析するのはほとんど先生がやってくれちゃっていたので、大体終わっています。だから、「なんでもいいから書け」と言われたのがつい最近です。

佐藤　じゃあ、去年はすごい複雑な実験とかもできていたんだ。

Aさん　そんな、単純です。集めた試料を測るだけなんで。試料を集めるのに1ヵ月かかるだけなんで、実験自体は1日、2日で終わるようなやつです。

佐藤　でも、30日ぐらいはちゃんと根気よく試料を集めていたんだね。

Aさん　去年は、3ヵ月間ぐらいは1日も休まず大学に行って作業をしていました。

佐藤　すごいじゃん。

Aさん　でも、去年の8月から3ヵ月休んで。

堀越　Aさんにとっては自分がよいことをするのは当然なんですね。1ヵ月間も試料をコツコツ集めるのってたいへんですよね？

佐藤　すごいたいへんだと思います。僕でもやりきれる自信はあまりないですね。

堀越　相当たいへんなことにもかかわらず、それをたいしたことないと言ってしまいます。自分はできて当たり前、できなかったら批判に値する、という考えを少し壊していきたいので、「ずいぶん自分に厳しいですね」と言ってみたりします。

佐藤　最初に堀越先生が自分を愛せない人について説明してくださったとき、まさに今回の患者さんはぴったり当てはまっているなと思いました。自己肯定感低そうだなって思って、「すごいじゃん」とは声をかけてみたものの、その次のできなかったことを言われてしまって、もう一度突っ込んでみることはできなかったです。

堀越　あと、うつになっている人は、どうして喜べないのかということを探っていきたいですね。うつというのはある意味で「悲しみ」なので、なにかを失っているということです。それはなんだろうと思いながら、会話を進めていきたいですね。

> 佐藤　大学3年目ね。そこはなにがあったの？
> Ａさん　そこは、まず5月から8月までぶっ続けで試料を集めたりしていた。
> 佐藤　寝ずに過ごしていた？
> Ａさん　寝てはいたんですけど、日中はずっと作業をしていました。どんどん試料は尽きていってしまうんですけど。
> 佐藤　それはたいへんだったでしょう。じゃあ、5月から8月は土日もなしでずっと行ってたの？
> Ａさん　はい、ずっと行ってました。
> 佐藤　そのときの気分はどうだったの？　疲れながらやっていた？　それとも、意外と頑張れるな、とか？
> Ａさん　必死でしたね。もうなんか、新しいところに受け入れられなかったら終わると思って。正直、先輩も3、4年くらい1日も休んでいないと言っているし、「うわ、これ来なかったら終わるよ」と思って。
> 佐藤　なるほどねぇ。
> Ａさん　自分を追い詰めてやっていましたね。それで、緊張の糸が切れたのが8月の頭。

佐藤　そこからちょっと休んだんだね。じゃあ、去年の12月は？

Aさん　11月からは少し元気になって、12月からは行けるようになってきましたね。土日はけっこう休みをもらっていましたけど。12月は実験して、1月はなにしてたっけな。3月に学会があったので、その準備とかデータ整理とか、そのへんをやって1、2月は過ごしてたんじゃないかな。確か。

佐藤　じゃあ、わりと激動の1年を過ごしたあとに、修士2年生になってから、もうちょっと心理士さんと深い話をするようになったんだね。

Aさん　そういう話になったのも、忘れてなかったからこそだと思うんですけど、それを考えれば考えるほど、さっき話した大学時代のことは解決できないんだぁ、って思って。でも、嫌いだった人たちはみんな元気に就活したり就職してたりしていて。

佐藤　そっか。就活とか就職した情報は入ってきちゃうんだね。

Aさん　聞いちゃうんですよね。共通の友だちに会ったときに気になって。彼女はここに就職が決まった、っていうこととか。実際、会った男の子も就職が決まったと聞いて、「はっ」みたいな気持ちになって、ちょっとよろしくない影響があったかなぁ。

堀越　感情と一緒になにかを体験すると、頭に入りやすいんです。なので、感情を動かしていきたいですね。それから、私のスタイルではもう少し共感的に話しますね。たとえば、「嫌いな人ばかりがどんどん先に就職していく、なんか悔しいですね」とか「嫌いな人たちの進路がどんどん決まっていくのを知ると焦りますね」とかですかね。……さて、今日はこれで時間になってしまいました。今回は、いろいろとセラピーに使えるピースが見えてきましたね。またどうなったかを教えてください。

佐藤　わかりました。ご指導いただきありがとうございました。

⠿ 第2回スーパービジョン

　前回の面談のあとから退院日を気にする様子はあるも、睡眠リズムも規則正しく、日中は漫画を読みながら落ち着いて過ごしていた。担当医は、本人に確認のうえで研究室などにも連絡を取りつつ、退院までの道筋を探っていた。1回目のスーパービジョンを踏まえて入院10日目に3回目の面接を行った。その後、Aさんは入院30日目で退院したが、本人の許可を得て録音した第3回面接のやり取りを堀越先生と聴きながらフィードバックを受けた。

佐藤　本日もよろしくお願いします。前回のスーパービジョンのあと、早速その次の面談で堀越先生にアドバイスをいただいた内容を中心に面談を行ってきました。今回はその内容を扱った面談になります。
堀越　よろしくお願いします。それでは早速聴いていきましょう。

佐藤　今回入院したきっかけとなった「生きていたくない気持ち」について話したいと思います。前の面談のときは「負のループ」という言葉を使っていたと思うんだけど、それについてもう1回、どんな感じのことが起きたのか教えてくれますか？
Aさん　完全に覚えていなくて前と言うことが変わるかもしれないんですけど、大体根底にあるのが「やりたいことがなにもない」ってことです。ちょっとでもやりたいと思ったことがいまの研究室のテーマだったんですけど、やりたい気持ちに従って通い始めても、近年、とくにここ3年くらいは気持ちが落ち込んでうまく続けられないと感じています。そうすると結局、自分はなにもできないんじゃないかと思ってしまって、それじゃ生きていても苦しいだけだなって思考になっていって、「じゃあ死んだほうがいい」という思考に至る回路がずっとあります。

佐藤　そうなんだね。前にちょっと話してくれたときは、落ち込んじゃう原因は大学時代の人間関係にあるんだ、って思ってしまい、それで気分が悪くなるから研究ができなくなる。そして、研究ができないからさらに気分が悪くなる、って言っていたと思うんだけど、気分が悪くなるのが先なのか、研究ができなくなるのが先なのか、ってそこらへんはどうかな？

Aさん　ループがあって、できないからさらに気分が落ちていって、ゆっくり休まるときがないからそのままさらに気分が落ちていって、自殺に結びついちゃう感じですね。あと、カウンセリングに通って、ほかにも死にたくなる要因があることに気がつきました。幼少期の家庭環境もその1つで、そこを考えたのまではよかったんですけど、結局それをどうにかしようとするといつも悪いほうにしか転ばなくて。どんなに頑張っても解決できないとか、動いても悪い方向にしか転ばないというか、そういうふうに経験してきたので。どうしようもできないものが自分のネガティブな性格を作り上げていて、それを悪い方向に転がしているんだと思うと、原因を取りのぞけない絶望感というのが出てきて、死にたくなってしまう。

佐藤　死にたくなっちゃう？　生きていてもしょうがないと思っちゃう？

Aさん　そうですね。生きていると、その原因が追いかけてくるような感じがあって。

佐藤　原因が追いかけてくるような感じ、っていうのは？

Aさん　絶対に消えないというか。要するに、遠ざかったり消えたりすることはなくて、ずっとそこにいるばかりなんです。どんどん自分のなかで存在力みたいなのが増している気がして。生きている限り、そういう負の思い出とかから逃れられないのかな、と思うと。

佐藤　そっかそっか。負の思いなんだね。

Aさん　そうやって死にたくなるっていう考えのループが常に起こっ

ていたのが、この間までの日常だと思います。

佐藤　この間までってことは、いまは？

Aさん　いまはなにも考えていないです。部屋で過ごしているので。

佐藤　そうなんだ、それはよかったね。考えないときは、本とかゲームとか楽しくやっているのかな？

Aさん　やってます。

佐藤　じゃあ、考えなくて楽しめる日もあるんだ。いろいろ負の思い出って言ってくれて、たしかにそういうのがあるんだけど、それは昔のことだよね。Aさんはいまを生きているわけだから、それは忘れることはできないのかな。

Aさん　まぁ、家族関係についてはそんなに帰らないので、昔よりは距離を置いておける出来事になってますかね。でも、友人関係はそうもいられなくなっちゃう。入院する直前までは、普通の日常のなかにいました。

佐藤　たしかに友人関係は入院する直前まで悩まされていたんだと思うんだよね。でも、いまはその友だちに直接いろいろ言われているんですか？

Aさん　そういうのはないです。

佐藤　そうすると、Aさんが、そっちのほうを忘れることができたら終わるような話だと思うんだよね。もちろん難しいことだとは思うし、昔あったことはすごく大きいことなのかもしれないけど、でもその人たちのためにAさんの大事な時間を使ってずーっと考えこんで、なんなら自分の身体を傷つけて命まで捧げることになっちゃっていると思うんだけど、どうしてそうなっちゃうのかな。

Aさん　なんとかしようと考えて、話をつけたらけりをつけられると思ったんです。それでこっちから向こうに近づいていったんですよね。その男の子に限らず、ほかにかかわっている人たちにも話したし、普通の友だちにも話したし、そうやったら解決するんじゃないか

と思ってやっていたんだけど、それをやったところで、かかわってい
た人からは、私がおかしいという扱いをされるし、友だちに話して
も、当たり前なんですけど、私ほどはみんな考えていなくて。それで
最終的には解決しないことがわかって。それがここに入院する 1、2
ヵ月前までずっと考えていた、考えさせられていた。

堀越　ここでいったん止めましょう。さて、男の子を呼び出して何時間
も話していますが、最初に自分が求めている返答がくれば、もしかした
ら20分で終わったかもしれない話ですね。どういう答えが欲しかったっ
て言っているのですか？

佐藤　きちんと聞けていないんですけど、「自分も悪かった」と言って
もらいたかった、というくらいのニュアンスだったと思います。

堀越　そこはけっこう大事だと思うんです。「あ、そうだったんだ。ご
めんごめん、俺悪かったよ」と言われたら、それでこの人の怒りとか、
自己嫌悪とか、そのへんは解決したのでしょうか？

佐藤　たしかに、あまり解決するような気はしないです。

堀越　しないですね。私も解決しないだろうなと思っているんです。そ
こがＡさんのもう 1 つの大きなループだと思います。もしかしたら、昔
の友人に謝ってもらえば解決するだろう、と思っているんだけど、おそ
らくそういうことにはならない。なぜなら、この人は自分のなかだけで
けんかをしているから。本当に殴り合いのけんかをして、お互いに鼻血
出して血だらけになっている状態から仲直りするのとはわけが違う。誰
かときちんと関係作りができていないのに自分のなかだけでやっている
から、空回りしている感じなのだと思います。

佐藤　なるほど。僕もこの行動の意味がよくわかっていなかったのです
が、説明を聞いてすごく腑に落ちました。

佐藤　気にさせられちゃったんだ？

Aさん　まぁ、気にするようになっちゃったのかもしれないんだけど、みんなの反応があまりにも納得できないものだったから、それでどうしようもないなと思っちゃって、この苦しさが続くなら全然死んだほうがマシだと思って、ODに至ったのが最近のことです。

佐藤　そっかそっか。ちょっとね、1回ノートを借りてAさんの状況を描いてもよいですか？　一度、負のループから描いてみようか（ノートに悪循環の図を描く）。負のループは、《修論がうまくいかない》と《気持ちが落ち込む》。修論がうまくいかないから気持ちが落ち込むし、気持ちが落ち込むから修論がうまくいかない、そういう日常生活がある。気持ちが落ち込む前にはもともと《家庭環境》とか《大学時代の友人関係》とかがあって、そこから気持ちが落ち込むことがあると。それでうまくいかなくなると、気持ちが落ち込む原因は《家庭環境》とか《大学時代の友人関係》にあると思って、こっちのほう（《家庭環境》を指さして）はわりと整理ができつつあるけど、こっち（《大学時代の友人関係》を指さして）はうまくいかなくて、気持ちが落ち込むことになっちゃって、どうしようもないからODしたという感じだよね。修論がうまくいっているときはこの負のループはなくなるの？

Aさん　うまくいっていたとしても、大学時代の友人関係の問題は残っているので、それに引っ張られて、気分が落ち込んでODしちゃうことはある。でも、1回落ちるところまで落ちきると、なにも考えない期間があって、それでいつもは調子が戻ってくる。

堀越　この人は、どうしたら落ちるところまで落ちるってわかるんでしょうか？

佐藤　この前の面談で、死にたい気持ちを数値化してもらったところ、普段は死にたい気持ちが3、4で、ODのときは9、10くらいということとでした。その中間はなくて、シュッと落ちてしまうと言っていたの

で、そのギャップを埋めるために、入院中に記録をつけてもらいながら研究室に何度か通ってもらいました。いろいろ問題もあったんですが。そうしたら、やっぱりその中間の数値はちゃんとあって、それを表すことができました。7くらいなら頓服を飲んでからなんだかんだ研究室に行けて、帰ったあとには少し落ち着くんですよね。5、6とかだったら頓服もなしに行けて、やり過ごして帰って来られる、みたいな。

堀越　そういうことはできているんですね。自分を客観的に見られるのはよいことです。気がついたら死にたくなってODしていたというより、「3くらいの"死にたさ"まで気持ちが落ちたかな」といったことが自分で見えるようになっていくと、予防策を取れるようになるので。

佐藤　前回堀越先生に教えていただいて、死にたい気持ちを数値化して記録をつけてもらうようにしてみたんです。そうしたら、死にたい気持ちにもグラデーションがあって、その間で対処行動が取れるということがわかりました。

Aさん　そもそも、あんまり順調に修論がうまくいっていたときが思い浮かばないんですよね。1回もなかったんじゃないかな。実験の準備も先輩に投げちゃったりしたし。

佐藤　なかったの？　でも、3ヵ月間くらいはちゃんとやっていたんでしょ？

Aさん　3ヵ月いかないくらいです。でも、長期スパンで行う研究なので、1回途中で投げることは、すなわち実験ごとすべて先輩に投げちゃうことになるんです。先輩のほうが経験があるので、1回逃げたらもう全部やってくれちゃっているんです。ほかの実験も、元気のない時期にできないことがあって、できた部分も含めてデータ整理は指導教官の先生がやってくれてしまいました。なにかをやっても、大体いつも人に押しつけてきたんです。しばらくうまくいかなくて、休んで、それで研究に復帰すると、先輩や先生がやってくれていたのを見

せられて、「あぁ、これ全部押しつけちゃったんだなぁ」って思って
つらくなる。そうすると周りと比較して、「自分はできないんだな」
とか「3ヵ月も休んじゃったんだな」とか、そういう要らないことを
考え始めてしまう。それでもしばらくはうまくいっていたんですけ
ど、自己嫌悪的な考えを続けていると、大学時代の友人関係のことを
思い出して気持ちがさらに落ち込んでいく。常に自己否定的なので、
関係ないことでも、どうにかして自分を落とすような思考を勝手にし
ちゃう。

堀越 ここを聞いてすごく興味深いと感じたのは、佐藤先生が問題を外
在化するために図に描いているとき、先生は「落ち込む」って言ってい
ましたね。「落ち込む」ってどんな感情なんでしょうか?

佐藤 落ち込むという感情は……。

堀越 私は、この人がなにを感じているかを知りたいと思います。どち
らかというと、落ち込むっていうのは考えです。感情っていうのは、も
うちょっと身体で感じるものです。たとえば、このときにAさんが泣き
ながら机を叩いていたら、すごく悲しいわけですが、ある意味でAさん
はその生の感情を本当に感じています。言い換えると「Aさんはしっか
り生きているな」って思います。でも実際は「なんか、落ち込んじゃう
んですよね」みたいな感じでしょう? Aさんはそのとき、怒っている
んですか? 悲しいんですか? それとも、悔しいんですか? というこ
とをすごく知りたいですね。たとえば、「悲しい」と言って涙を流しな
がら号泣したということであれば、「ほう、なにかを失っているんだ。
大切なものはもうなくなってしまったのかもしれないな」ということが
伝わってきます。でもAさんの話を聞いていても、喪失感が漂ってくる
感じがしませんね。先生には伝わりましたか?

佐藤 喪失感はあんまり伝わらなかったです。

堀越 私も聞いていて、なにも感じないんですよね。話を聞くと、説明

はすごくわかります。こんな負のループになっているんだということ
は。でも、心に訴えられる感じがありません。だから、もうちょっと、そ
の感情はどんな感情なの？ というところを知りたいなって思うんです。

佐藤　この面談のあとに、感情を自分のノートに記録して書いてもらう
ようにしているんですよね。でも結局ノートには、「悲しい」とか「怒
り」とか「不安」とかじゃなくて、「つらい」ってよく書いていました。

堀越　「つらい」というのは基本感情ではないですね。つらいっていう
状態じゃないですか。そうじゃなくて、そのときなにを感じているの？
ということです。感情が動いているとき、私たちは生きているって感じ
るものです。

佐藤　今回の面談の続きで、もう少し感情については聴いています。

堀越　なるほどなるほど。OK、じゃあもう少し聴いてみましょうか。

佐藤　どうやっても自分が周りの人と比較して、落ち込んじゃった
り、自己否定的になっちゃうんだね。でもね、大学院にも進学して、
ほかの人よりやれたことって、たくさんあった気がするんだけど。

Ａさん　なにもしていないんですよ、本当に。B 大学に入れたのも
AO 入試だったし。AO 入試ってすごい簡単なんですよ。

佐藤　そうなんだ。まぁでも、B 大学に入るだけでも難しいと思うけ
どね。AO だって不合格になった人もいると思うよ。

Ａさん　それも、運がよかったのかな。そんなに筆記試験では差がつ
かなかったと思います。B 大学目指してやっている子ならできるくら
いのちょっと簡単なことを筆記試験でやって、それで面接で簡単な会
話ができるかを試すんですけど、運よく、一瞬だけ、決められた時間
のある場所で、まともに喋ることがほかの人よりできたのかな。高3
のときは、私のなかではできる年齢のときだったんです。

佐藤　まぁでも、そのときはできたんだよね。

Ａさん　だんだん、学部に入れば差なんてなくなるんですよ。

佐藤　たしかにそのあとは、差はなくなってくるかもしれないけど。

Ａさん　Ｃ大学の大学院も似たような感じです。

佐藤　もうちょっと自分のなかでできたことにも、素直に喜べるとよさそうだけどね。

Ａさん　でも結果として、いまは入院にたどり着いてしまったってところがあるので。学部を卒業するときとか、大学院を卒業するこの時期になっても、周りの人とか、嫌だった人とかも普通に就活できているんです。就職を決めている事実が私の前に浮かび上がってくるので。結局、ＡＯで入ったときは多少周りより能力が高かったかもしれないけど、その能力も活かせず就職もできていないし。

佐藤　そっかそっか。そう考えちゃうんだね。

Ａさん　周りの人より将来のことを決められていないし、できることもしていないし。

佐藤　うーん、もっとできていると思うけどなぁ。

Ａさん　常に目の前にある事実が、「お前はできていないんだ」と言ってくるので。そういう考えをしてしまう。刷り込まれた自己嫌悪みたいなのがあって、この自己嫌悪の消し方がまったくわからないです。

佐藤　なるほどね、刷り込まれた自己嫌悪か。わかりました。

堀越　「常に目の前のできていないという事実がダメだと言ってくる」というのは、これは誰の声なのかな？　すごく興味深いところですね。

佐藤　なるほど。これは過去の体験とつながっていると考えるんですね。

堀越　この声を外在化したいですね。たとえば、「ダメ男くん」とかみたいに名前をつけてみたりして。どんなイメージなの、誰の声なの？とか聞いてみて、たとえば「お父さん」って言ってきたら「やった！」という感じで、「じゃあ君の問題ってお父さんなんだね」みたいにもっていけますし。もしかするとお母さんかもしれないですね。

佐藤　お母さんのほうが嫌いみたいですね。実家に帰るという話になったときも、お母さんの家のほうが帰りたくないと言っていました。

堀越　たぶんそうですね。お母さんの声なんじゃないかな。「目の前にある事実が常に自分をダメだと言ってくる」という言葉は、一見するとテストやストレスフルな状況が言ってくると聞こえるんだけど、「誰の声で」というところを知りたいですね。それがわかると、自動的に出てくる、極端だったり非現実的な自動思考の内容と出所が見えてきますね。「どうせ自分には価値がない」とか「なにをやっても意味がない」とか「誰もわかってくれない」とかです。

佐藤　ちょっと話を変えてみるけど、気分が落ち込んだときってどんな感じになるの？

Ａさん　どうすれば、生きていても嫌じゃなくなるかって考えるんですけど、結局どうしようもないってなります。自分ができる範囲のことで、どうしたら苦しさを消せるかを考えると、自殺しかないなって思い始めて。

佐藤　そうなんだね。ところで、この苦しさっていうのはどんな感じなのかな。思考でもいいけど、感情は？

Ａさん　私をこの気持ちにさせる原因として大学時代の友人関係や家庭環境があるんですけど、こういうのが憎い。

佐藤　憎いんだね。「憎い」は、でもなんか、もうちょっと悪くなったときの気分で、もう少しあとに出てくる気分な気がするけど。ほかは？

Ａさん　苦しい。自分に生まれたことが苦しい。自分を辞めたい。

佐藤　苦しいはたしかにね。悲しいは？

Ａさん　それはない。

佐藤　つらい、しんどい、寂しいは？

Ａさん　それは多少ありますね。

佐藤　寂しいはちょっとあるんですね。憂うつとか？

Aさん　憂うつはいつもですね。

佐藤　憂うつはいつもなんだね。そっかそっかぁ。Aさんの場合、自分の感情でなにが起きているのかがわかるのは、少し苦手なのかなって思うんですよね。

Aさん　苦しい感情がどこから来るかというと、たぶん1番大きいのは、自分のことが嫌いなことだと思います。

佐藤　どんな自分が嫌いなんだろう。

Aさん　そのときによるんですけど、学校に行けない、将来を決められない、で、すぐに落ち込んじゃう自分。

佐藤　将来を決められない、すぐに落ち込むとか、そういう自分になっているのが、嫌いなんだ。

Aさん　それでちょっと寂しい気持ちになることをわかってくれる人がいたらいいなぁ、と思うんですけど、なかなかみんなわからないので。

佐藤　彼氏さんは？

Aさん　わかってくれるけど、あんまり。根はすごい素直な人なので、優しくしてはくれるけど、あんまり深いところまでは共感されていないんじゃないかな、って。

佐藤　そっかそっか。長く付き合って、それですごく信頼関係も築けているような気がするね。なんかね、Aさんのよいところもあるから、一緒にいて、そういう関係の人を作れるっていうだけでも、すごくよいところがあると思うんだけどね、Aさんには。そこは自分のなかでも、あんまり納得できないのかな。

Aさん　［しばらく沈黙して］……でも、彼氏に言っても、寂しさが、こういう、このあたりの感情（ノートに描いた、「苦しい」「寂しい」「憂うつ」「つらい」「しんどい」を指して）が出てくるのが防げるわけじゃなくて。

堀越　すごくいいですね。この「悲しいはない」というのはすごく大事なポイントです。悲しいというのは、なにかがなくなることなので、「悲しいはない」ということは、喪失するものがそもそもないんですね。彼女が感じているのは「悲しみ」じゃなくて、「虚しさ」とか「寂しさ」なんでしょうね。寂しいってことは、最初からないってことに気づいたから寂しいわけだろうし。たぶん、親とのつながりが弱かったんじゃないのかな。もっていたのがなくなると悲しいけど、もともとないんだったら寂しいとか虚しいと感じるじゃないですか。最初に自分が生きていると感じるときって、親と感情的につながるときです。なにかを触って、「一緒だね」って感じたり。共生感、symbiosisというか、この人はそういうところから課題を抱えているのかもしれません。要するに、世のなかに生まれてきたときに、親との関係のなかでウェルカムされていないんでしょう。「あなたが生まれてきてくれてありがとう」「あなたのことはなにがあっても愛しているよ」みたいなのが、この人のなかにはないのかもしれませんね。

　それから、すごく間を置いて考えながら、彼氏に言っても寂しさが防げるわけではない、って言っています。彼氏は、この人のなんとも言えない寂しさ、虚しさを埋めてくれないんですね。Aさんは、それを埋めてくれるものがないと生きていられないってことかもしれません。こんな感じなので、男友だちを呼び出して「お前らのせいだ」と言ったところで、たいした結果は得られないのでしょうね。この人の土台のところには、虚しさがある。虚しいっていうのは、ある意味で「自分で選んでいない」ということです。自分で選べないのに責任だけ負わされると、「怒り」をもちます。実際自分のせいではないので。この人は、本当は親に対して怒っているんだけど、それを表に出すとたいへんなことになると思い、普段は抑えつけているのではないでしょうか。その大きな怒りを抑えつけることにエネルギーを使っていたら、研究や仕事はできないと思います。

佐藤 入院中にお父さんが何回か来ましたが、そのときお父さんに対して怒っていました。これまではそんなに怒ったことはなかったようです。たしかに「お前らのせいでこんなんになったんだ」って怒ったんですよ。その後、お父さんは来なくなるんですけれども。

堀越 なるほど。まぁでも、最終的には許すことが必要です。許すためには、忘れるのではなく、逆に思い出すこと、そして自分の内側にいるその人に「さようなら」をすることです。この人にとって、まずお父さんに対して怒りをぶつけられたのはスタートポイントですね。だけど残念なのは、相変わらず自分のなかのお父さんは残していて、ある意味で大事にしてしまっています。許すための方法はいろいろあります。よく使う方法はロールプレイや手紙を書くことです。自分のなかの嫌なお父さんと決別していくことが、「許す」という作業です。この人の場合、本当の許す対象はお母さんかもしれませんが、そういう作業を精神療法でやれるとよいですね。

　時間が過ぎてしまいましたが、すごく興味深いケースでした。全体的に、私だともう少し驚いてみたり、「それはガックリだねぇ」とか共感的に反応すると思います。そうすると彼女は、落胆したときはそういう風に反応するものだということがわかるかもしれません。なぜなら、小さいときにそういうことを教えてもらえず、感情のボキャブラリーが少ないのかもしれませんし、悲しいときに、逆に殴られたり怒られたりしていたかもしれませんからね。そういうことを、セラピストが「なーんだ、それって悲しいねぇ」と言ってあげて、気づかせていくことが大事ですね。

　さて、材料がそろってきたので、そろそろこのケースについて、どんな仕組みになっているのか仮説を立てたいですね。「症例の定式化（ケースフォーミュレーション）」です。仮説ですので、これから何度でも直せます。一度作ってみてはどうでしょう。

佐藤 はい。ご指導ありがとうございました。

[第5章]
津川律子先生のスーパービジョン

宇野晃人
近藤伸介
津川律子

⋮⋮⋮ ケースの概要

近藤 ではよろしくお願いします。

宇野 外来で週1回の設定で代々引き継がれてきた患者さんです。いま大体5、6回診たところですけれども、ひとつには外来がこれからどこに向かっていくのかがピンとこないところがあって、その引き継ぎの初回が印象的な面談だったので、心理検査の所見なども踏まえてご意見いただければと思ってこの症例を選びました。

近藤 ありがとうございます。先生が担当になって2ヵ月ほどの人ですね。まずケースの概要をお願いします。

宇野 ASDを背景に不適応をきたして不眠・食思不振・意欲低下がずっと続いて、自宅閉居がちに過ごしていて、病院には週1で通っている20代後半の男性です。身体の病気で気胸があって、お酒は飲まないですがタバコを吸っていて外来のときは毎回タバコ臭いです。薬物は使っていません。お母さんが詳細不明ですが精神科に通っていて、そのお母さんとお父さんと3人暮らしです。

　生活歴ですが、幼少期に電車の駅名や円周率に強い興味を示す一方

で、それ以外のことには無関心。成績は全般によかったようですが、中学に入り担任の先生が変わったことをきっかけに不登校になって、次第に成績が下がってしまってます。卒業してから通信制高校に通ってますが、それから電車が苦手になって不登校となり、ただ在籍はずっとしていて、いまでも籍はあります。ただ、単位は取れていなくて卒業の目途は立っていません。高認（高校卒業認定）は取っていますが、「人とかかわったほうがいいんじゃねーの」という理由で高校に籍を置いて、気が向いたときに通っている状況です。ここ４、５年ほど飲食関係のバイトを続けていましたが、体調不良で続けられなくなり担当医が変わるタイミングでやめ、いまは寮の食堂でバイトを始めて慣れつつある状況です。

　現病歴ですが、小学校中学年頃から電車で息苦しくなることがありましたが我慢していました。通信制高校を不登校になった頃から抑うつ気分・意欲低下が現れ、「このまま事故にあって死ねたら」というような希死念慮も出てきたため、母に促されて精神科につながるようになりました。はじめは単純型の統合失調症を疑われ、その後は社交不安症と言われていました。いろいろ薬を試されましたが著効するものはありませんでした。

　そのうち、言葉を字義通りに捉える、たとえば高校で「貴重品を持つように」と言われたときにカバンから文字通り貴重品だけを取り出してカバンを置いていく、労働者と雇用者は対等なはずといってバイト先で上司に食ってかかる、診察でも「調子はいかが」といった曖昧な質問が苦手といったことがあります。本人にそのつもりがなくても話し方がぶっきらぼうになってしまうことがあり、４年前からはASDの二次障害と見立てられ、不眠・食思不振などの不調にその都度対応しているような外来でした。

　２年前に父方の親戚が亡くなったことで親族間の諍いがあり、父がいらだち自宅で本人にきつく当たることが増え、その時期から胸痛などの

身体症状が悪くなりました。その時期に「生きていてもしょうがない」
と希死念慮が現れ、休息目的で1週間の任意入院をしています。退院後
も前と同じような状況で低め横ばいで推移しており、この4月に担当医
が自分に変わりました。内服薬はほとんど睡眠薬だけという状況です。

近藤　ありがとうございます。ここまでのところでなにか確認や質問を
お願いします。

津川　わかる範囲で、いま、寮の食堂でどんなお仕事をされています
か？

宇野　キッチンを。

津川　お料理を？　そういうのは不器用じゃない？

宇野　お料理を。ただ、マニュアルはキッチンに油まみれになったやつ
があるだけで、それはとても参考にはならず、上司に尋ねても意味なく
キレられるが、「時間が経ったら勝手に慣れんじゃねーの」といったこ
とを言っていました。

津川　たぶん、キャベツを切るとかはできているということですよね？

宇野　多少はできていると思います。

津川　アルバイトのご身分としても、毎日働いておられる？

宇野　毎日ではないです。シフト制で。

津川　夜勤もある？

宇野　夜勤はないです、日勤だけ。ただ何曜日と決まっているわけでは
なく、シフトが入ったときに週2、3日くらいで。

津川　その時給というか、稼いだお金で自由に、自分のお小遣いという
か。

宇野　そうですね、お小遣い。

津川　あとで出てくるならいいですが、この方の現在の楽しみは？

宇野　1番はじめのときに「こういうときは楽しい」とかないか聞いて
みたのですが、「ないかな」というような。

津川　それでは、どう過ごされていらっしゃる？

宇野　バイトに行くのと、あと病院に通院するのと以外は、家で横になっています。夜に眠れなくて、日中も横になってと、なかなか昼夜のリズムがつかない生活をしているそうです。

津川　あらあら、それは心配ですね。

宇野　おそらくその機会以外は家からあまり出ていないようです。

津川　ありがとうございます。

近藤　まだ先生と会い始めたばかりですけど、お父さん、お母さんとは先生はまだ？

宇野　まだ会っておらず、両親についての話も本人とはできていません。

近藤　どんな方か、とかもわからなくて、カルテから読み取るくらい？

宇野　そうですね。

津川　外来の診察はどのくらい時間を割けるのでしょうか？

宇野　代々の主治医から毎回外来の1番最後に入っていて。

津川　順番が決まっている？

宇野　午前の枠だとまずこの人は起きられないので、夕方4時の枠に来て、15～20分話をして帰っていく。

津川　それはもうこの方のなかでルーチンワークになっていて、4時になると先生の外来に来て、話して帰っていく。

宇野　そうなんです。ただ、あとのところでもあるのですが、このところは必ずしも毎週来られているわけでもなく、結局起きられずにスキップしてしまうことがあります。そうすると睡眠薬が、ODが怖いからと毎週出しているんですが、足りなくなって眠れなくなるとますます昼夜逆転になって、臨時受診にもなかなか来られずに、となってしまうんです。

津川　生活そのものがなかなか整わないという段階なんですね。

近藤　その申し送りでこの人を毎週診るという、かなりスペシャルに診るという、なにがそうさせているのか。けっこうたくさん患者さんもい

るでしょうに、そうやって見続けてきているのは、なにがそうさせているのでしょうかね？

宇野　申し送りのなかに直接設定の理由はなかったですが、ひとつは外来の受診自体が外出の機会になるから、定期的に外に出る機会があったらいいのかと。

近藤　リハビリ的に、週 1 の通院をせめて、としているんですね？　では、実際の面接に進みましょう。

宇野　初回が 1 番印象的なので、よろしくお願いします。

初回の面接場面

宇野　前任のＥ先生とはどんなことをこの外来で話すことが多かったですか？

Ｂさん　そのときどきによりますけど、まぁ日常生活のことが多かった。

宇野　この外来に通いながら、ご自身としてこういうふうになったらいい、ということはありますか？

Ｂさん　あんまり、べつに。

宇野　どんな形で僕はお役に立てるでしょうか？

Ｂさん　それを考えるのが医者でしょ。

宇野　これをやってほしいとか。

Ｂさん　べつに。

宇野　担当医の変わり目なので、なにかこれはということがあれば。

Ｂさん　とくに。

宇野　朝起きるのは何時くらいですか？

Ｂさん　起きません……昼くらい。

宇野　昼の時間はなにをしているんですか？

Ｂさん　なにも。なにかしたほうがいいのかなとは思うけど。

> 宇野　なにかとは？
>
> Ｂさん　まぁ社会一般的な。
>
> 宇野　寝るのは？
>
> Ｂさん　11時くらいには寝つけている。
>
> 宇野　1番困っていることは？
>
> Ｂさん　まーたそれも難しい問題だわな、1番にでしょ？
>
> 宇野　1番が難しければ3つとかでもいいですが。
>
> Ｂさん　不規則な生活。あまり出かけたくないというのもあるし。
>
> 宇野　気分が安定しないとか、そういうところを含めてここに来ている？
>
> Ｂさん　じゃあ医者やケースワーカーがどうするかって、それは医者が考えることでしょ。先生、医歴何年目？

津川　「医歴」って、ご本人が言うんですね、すごいですね。

> 宇野　気になるところですよね。ただそういう質問には答えないことになっています。
>
> Ｂさん　なんか、まあ不慣れなんだなとは思った。いまもちょっと手が震えているし。

宇野　どうしようかと思って、正直この外来が転勤の初日で、病院のカルテも変わったばかりでたしかに手は震えていて、その日の最後だったんですよね。

津川　1番お疲れの日の最後の患者さんだったんですね。

宇野　初日から30人くらい外来が入っていて、最後の最後にこの人が来た。

近藤　容赦なく……。

宇野　どう答えようかなと思って……。

宇野　たしかに、この外来であなたとどういう方向に向かっていったらいいか、すぐに思いつくことは難しいので、その点で不安を感じているところはあります。ただ、せっかく週 1 回病院に通ってくださっているので、一緒にいい方向に向かっていけたら、とも思っています。

Ｂさん　……。

宇野　たとえば 2、3 年後にこうだったらいい、とかありますか？

Ｂさん　んー、そもそも死んでなければいいかな。明日死んでいるかもわからないわけでしょ？　極端な話、南海トラフとかさ、まぁ 1 日、起きてひとつでも楽しいことがあればいいかな。

宇野　いま楽しいことは？

Ｂさん　ないね。

宇野　これまでに楽しいこととか。

Ｂさん　ないね。

宇野　楽しいことを一緒に探していきませんか？

Ｂさん　んー、まぁ……今日受診してみて気になったのはあんたの名前（晃人）、なんて読むのっていうのと、あと（首にかけていた）聴診器かな。

宇野　予約はいつも最後なんですか？

Ｂさん　そのほうが気楽かな。

津川　これで 10 ～ 15 分くらいでしょうか？

宇野　これで 15 分くらいでした。

津川　大体先生が聞いて答える形？

宇野　なにも喋らないとこんな感じの（椅子に猫背で腰掛けた）姿勢のままで、ベンチコートを着ていて、タバコ臭くて、ずっと黙っているような。

津川　20 代後半の男性に見えますか、appearance はどうでしょうか？

宇野　20代後半には……。ひげも伸ばしっぱなしで、フケとかもついていて、顔がすごく痩せていて、不健康でもう少し歳がいっているようにも見えました。

津川　食堂で働いているとは思えない外見なんですね。どこが1番、先生にはインパクトがありましたか？

宇野　「医歴何年目？」のところ。

津川　医歴、あーどんなふうにインパクトが？　医歴なんて言葉遣い、まぁお医者さんとしてのキャリアを聞かれる人もいらっしゃるでしょうけれど。

宇野　初回のところで、最初から不信感というか、あまり「言わねーよ」というような雰囲気があったので。

津川　「しゃべらねーよ」みたいな雰囲気があるんでしょうかね、この方に。

宇野　「言われねーと、話さねーよ」みたいな感じがあって、たしかに手は震えているし、最後の終わり方も、処方箋と次の外来予約の紙をファイルに入れて渡して帰るのですが、初日でそういうことにも慣れていなくて、テンパっている部分もあって、「この人帰らないな、いつまでもいるのかな」と思っていたら、「先生、俺がなんで帰れないかわかる？」って（一同笑い）。

宇野　「僕がなにかあなたに言ったほうがいいことなどありますか？」と話したら、「いや、紙ねーんだけど」と（一同笑い）。とにかく、この人とこのあとどんな関係を築いていったらいいのかと、外来はこんなにたいへんなのかと思った日でした。

津川　先生を試しているというよりは、初めてのドクターだから警戒しているという感じかしら。

宇野　警戒している感じはありました。

津川　「そっちも少し出してくれないと、こっちも出さねーよ」というような。

宇野　そういう雰囲気はありました。また別の日にも「医者の個人情報なんかも言うべきじゃねーの」という発言があったりして。

津川　対等にね。たいへんな感じですね、ただでさえたいへんな日だったのに。

宇野　ものすごく疲れました。そんなわけで、次からもこういう診察が毎回続くとしたらたいへんだと思ったのですが。意外と次からはちょっとずつ軟化してというか、丸くなっていく。その次の週ですが。

2回めの面接場面

宇野　調子どうですか？

Ｂさん　0時くらいに寝て、12時くらいに起きることが多かったけど、それが悪くなって、2時から7時の間に眠って、夕方5時に起きることもあった。

宇野　昼の時間にはなにを？

Ｂさん　とくになにをするでも。

宇野　仕事はどうでしょうか？

Ｂさん　明日から始めるところです。疲れて眠れればいいけど。

宇野　疲れそうな仕事なんですか？

Ｂさん　疲れるかどうかは……まぁ、寮の敷地内の食堂でキッチンをやります。

宇野　キッチンの経験は？

Ｂさん　飲食店の経験があります。

宇野　カツ丼とか作るような食堂？

Ｂさん　わかりやすくいうと居酒屋みたいなところで、主にご飯を提供する場所。夜に飲み会が入ることもある。お酒の提供もある。

宇野　以前の飲食関係の仕事は楽しかった？

Ｂさん　楽しかったと思うよ、まぁね。

宇野　寮のほうの仕事がどんなものか、教えてもらえませんか？

Bさん　あまり喋るなって言われているんだよね。もともと武道をやっていて、それで知っているところ。

（体重測定について）

Bさん　極端な話、水を飲めば体重なんて増やせるからね。

宇野　1番痩せていたときは何kgくらい？

Bさん　55kgくらい、そもそも腹下すことを考えたら食べないから。

宇野　麻雀とか最近は？

Bさん　やっている。友だちが、初めてやるから教えてって言ってきたから。

宇野　近頃の生活のなかで悩んでいることとか？

Bさん　麻雀を始めるのはいいけど、それに集中するあまりほかのことが疎かになったり、頭が痛くなったりする。それで眠りにも影響する。遊ぶ時間も、相手が理系（医歯薬）で今年は国家試験を控えている。自分は条件つき確率が好きで、麻雀にも似たものを感じる。何通りとか、運の良さだけじゃないところがあって、だから麻雀が好き。

　腕とか見ます？　切っていないですよ。

　過集中とかどうなのかな、思ったときにすぐ行動するとか。そういうところで、ADHDの関係なのかな、って思ったりする。

　先生は東北の方の人じゃなかった？

　先生は（前々任の）T先生とどこで知り合ったの？

　なんか医師が個人的なことを言わないのはなんかフェアでないというか。

津川　初回よりは軟化した。

宇野　そうですね。初回のあとは本当に嫌って感じでしたが、2回目の
あとは、まぁこのくらいなら、と。

近藤　向こうも初回は緊張していた、かなりね。前任、前々任というの
は東大からローテしていた先輩、さらにその先輩という系譜なんです
ね。だから先生のことを前の主治医からすでに引き出していたというこ
とですね。この「個人的なことを言わないのはフェアじゃない」と言わ
れて先生はなんと答えたのですか？

宇野　そうですよね、病院ってそんなふうになっていておかしいですよ
ね、というような。

N（もう1名のスーパーバイジー）[*1]　友だち、ってどこで？

宇野　たしかに。どこで出会ったのか、聞けていないです。

津川　仕事もどこで探したんでしょうね？

宇野　これはたしか、ハローワークで探しています。

津川　そういうことができない人もいますけれど、この方はハローワー
クに行って探すことができる。武道もしていたんですね。

宇野　ちょうど新しい仕事をどうこうというのが医師が変わる直前の3
月だったのですが、仕事を変えることについては前任の医師に電話を入
れて、気をつける点について聞いたりしていました。

近藤　そうすると、医者をうまく頼るとか、相談相手にしている人なん
ですね。

宇野　初日のようなことがあったので、昔のカルテをさらってみたので
すが、T先生がかなり手を焼いている感じで、初回には僕の比じゃない
くらいたいへんになっていて、最終的に外来の呼び出しアラームの機械
を床に投げつけて、破壊して出ていったそうです。

近藤　初回は、緊張のあまり攻撃的な感じが出ちゃうんですね、この

＊1　このスーパービジョンは計4人で行われています。

人。

宇野　その後、T先生時代にはいろいろ話すようになって「医学部行きたいんですよね」とか。

津川　医学部。大体何年くらいで主治医が変わるとかもわかっている方なんですね。

宇野　絶対にわかっています。今日何時から病棟カンファでしょ？　とか言ってくるので。早く終わらせないとカンファに遅刻しちゃうでしょ？　とか。

津川　関心もあるのね、お医者さんの動きとか医療とかね。

宇野　すごく関心があると思います。処方を出しながら「先生も本当はベンゾ減らしたいんでしょ」とか言ってきます。

近藤　なんか「ADHD」とか「過集中」とか「医歴」とか、ボキャブラリは各先生たちからのいろいろな語りのなかからピックアップしていて、社会的な交流の乏しいなかにあっても、主治医たちの言葉というのがこの人の情報源というか。好きなんだね、病院。

津川　そうですね、だから毎週通っているんですね。

近藤　これけっこう、楽しみにしていますよね。

津川　楽しみは、通院？

近藤　そうは言わないけど。「腕とか見ます？」とかけっこうサービス精神というか、いろいろなことを言って先生が彼を見立てるための素材を提供していますよね。自己開示をいろいろとして、先生との関係を作ろうとする彼なりの営みなのかなと思うんですよね。そのわりに先生からの自己開示がないことが、まぁ寂しいのかもしれないけどね。ASDの人なので「フェア」とかルール的なことで表現しますが、先生のことも知りたいというわけだから。

宇野　そうですか。

近藤　楽しみじゃないですか、これから。2年間毎週。100回くらい会うことになる。いい出会いですね。

宇野　その翌週の外来に連絡なしで来られず、火曜日に「気胸かもしれ
ない」と電話があり、申し送りでも既往があり注意するようにあったの
で、午後に臨時で診察をした。結局レントゲンには問題もなくて、画像
を見せながら説明すると嬉しそうなリアクションでした。

臨時の診察場面

| 宇野　気胸は大丈夫そうだと思う。
| Bさん　そうなの？　家ではSpO2（酸素飽和度）94％くらいなんだ
| けど。胸パコパコしているんですけど。

宇野　そう言うので外来のものを借りて測定したら98％で、「ここでは
大丈夫みたいですね」と。

| 宇野　ご自宅で様子を見ましょうか。
| Bさん　はい。
| 宇野　眠りについて、リフレックスの頓服を試してみましょう。
| Bさん　あー、レメロンの後発品？　はい。
| 宇野　食事とかはどうですか？
| Bさん　食べる気がしない。
| 宇野　お母さんが作っている？
| Bさん　そう。
| 宇野　好きな食べ物は？
| Bさん　ない。
| 宇野　しんどい状況が続いていたとして、入院したいとかあります
| か？
| Bさん　そんなことはない、どうせ入院してもできることなんてない
| から。

宇野　食事がとられなくなって、入院するしないという状況になってもたいへん？

Bさん　まあ、そうね。

（歯医者について）

宇野　歯医者とか、最近は？

Bさん　はぁ。

宇野　もう少しで治療終了すると聞いていたけれど。

Bさん　はぁ。

宇野　体調と相談しながら次の受診をしてもいいんじゃないですか？

Bさん　あぁ。

宇野　そのあとも、結局、その次は来られましたが、その次とさらにその次は来られず、電話がかかってきて、薬がなくなって眠りが全然いまいちということがあり、臨時受診を設定しても来られず、2、3週間来られない時期を挟んで、受診しました。久しぶりなので改めて外来での目標について尋ねると、「んー、まぁ受動的な人間だからね」と。

津川　気胸の疑いはけっこうあるんですね。

宇野　けっこうありますね。ほかに身体の症状としては、外来の待合でPNES（心因性非てんかん発作）みたいになる。倒れて意識がなくなり、少し震えることもあって、セルシンを静注してよくなることが半年～1年に1度くらいあります。

津川　気胸と、それにいまの身体化。

宇野　そうですね、あと下痢とかそういうのもあります。

近藤　IBS（過敏性腸症候群）とありましたね、下っちゃうから食べられないと。

津川　2、3週間来られないと薬は切れてしまう。

宇野　そうですね、それで薬をなしでやって、ますます寝られず、受診

もできなくなる。完全に引きこもっていたのかと思い尋ねると、フラフラになりながら仕事には行っていたようで、「まぁ、行かなきゃいけないからね」と。

心理検査の読み解き

近藤　なるほど、ありがとうございます。では、心理検査についても津川先生に見ていただきましょうか。まず宇野先生の評価ではどうでしたか？

宇野　1年前にとられたもので、WAISとかを自分で見てもVCは平均的だが、処理速度が遅く、そういうことがたいへんなのだろうなという程度のことしかわからず、素点を見たときに津川先生がどのようなことを想定するのか教えていただきたいです。

津川　実施されたのはWAISとロールシャッハで、SCTはやっていない？

宇野　SCTは、取り込まれていません。

津川　取り込まれていないものは？

宇野　あるとしたら心理士さんの手もとか、紙カルテか。

津川　SCTはすごく役立つことが多くて、心理検査として数値的な処理ができるかどうかは置いておくとしても、ひとつには診療保険点数も取れるし、書字自体でこの人は発達障害疑いかなとわかることもある。この方の心理検査はどのくらいの状態のときに取ったものですか？

宇野　低め横ばいのときに。身体症状がぽつぽつと出てはいるが、週1回の外来に通い、ピザ屋のバイトをしているような状態で。

津川　外来ですから、どういうコンディションのときに実施できるかというのは、申込みの順番や心理士の方のスケジュールもあるでしょうけれど、まあまあひどくないときにやるとしたら、書字自体でわかるところが多いです。たとえば、SCTでは、もちろん全員ではないですが、

108

発達障害では罫線に沿って書くこと自体ができないとか、なんか斜めになっているとか、読めるようで妙に揺れているとか。打ったものと書字はまったく違います。極端な話をしますと、いま発達障害疑いの方が多いのでいっぱい取るんですけれど、普通は読み手がいることを暗黙の前提としているわけです。医師なり心理士が「書いてね」と渡して、それも心理検査として記入を求めているわけですから、普通は言われなくても読み手があることを想定して書くんです。「子どものとき私は」というのが成人版の最初の項目なのですが、一部の発達障害の方は「子どものとき私はオタマジャクシだった」とか書くわけです。意味がわからないので私が聞くわけです。たとえば比喩ではないかとか想像しながら。自分は弱い存在といったイメージで「オタマジャクシ」と書いたとか。でも返ってくる説明が「思いついたことを書けって言うから」となったりします。たしかに教示にそうあるんです。なので、本当に思いついたことを書いている。だから「意味はない」って言うんですよ。そういうことは定型発達では通常ないんです。通常は子どもの頃の自分を思い出したり、たとえば「しっかりものだった」とか自分に引きつけて書いたり、相手のことを想定したりするわけですが、全然そうでないことが出てくる。

　あともうひとつSCTのいいところは、話し合いの材料として、わからないこととか、もう少し教えてほしいこととか、SCTってけっこう長いので必ず出てくる。面接の材料としてきわめて有用です。先生がわからないから教えて、というのは患者さんにとっても上から目線じゃなくて、「わからなかったんですか」というような、そういうやり取りに意味がありますし、なにもなくても面接がスムーズに進むようならいいですが、行き詰まるとか、いつも同じ一問一答でフレッシュ感がなくなったり、そういうときにも役立ちます。

　さらに、SCTはとっておけますから、「私が赴任したばかりのときの1年前の検査ですが、いまはここどうですか、いまはここどんなお気持

ちですか」とか、状態像の変化も確認できますし、使い勝手がいい。ま
たWAIS、SCT、ロールシャッハ、質問紙というのはオーソドックスな
組み合わせになっています。心理士や病院によって違う部分もあります
が、質問紙データと、投映法と、知能検査と、SCTというのはオーソ
ドックスなデータになっていて、心理士も実施に慣れていると思いま
す。それはそれとして、WAISはⅣになってしまったから、これから先
生方の時代は、残念ながらもっとⅣのほうのデータをみるのが多くなっ
ていくと思うのですが、ⅢとⅣでずいぶん違ってしまっていて、……い
いんですか、こんな話していて？

近藤　もちろんです。

津川　この方は、絵画配列がすばらしくいいですが、ASDの一部の人
は絵画配列が引っかかってしまう。WAISの道具をご覧になったこと
は？

宇野　ないことはないです。

津川　絵画配列はバラバラの絵があって、患者さんの前に出したもの
を、ストーリーに沿うように並べ替えてもらう。ストーリーを先読みし
ないといけないんですね。先を見越すのが苦手な方は、風景構成法とい
う描画法でも真っ先に川を描いてもらうのですが、先を見越せない人は
まず引っかかってしまう。このように、絵画配列は、発達障害の診断の
補助として使い勝手のいい下位検査だったのですが、Ⅳでなくなってし
まったなどいろいろな変化があります。この方、教育的な環境はどうだ
ったんでしょうか？

宇野　通信制高校で。

津川　学校に籍はあっても、教育的な環境に充分、身を置けていたかど
うかわからないですね。もともと知的に高い方ですよね。「知識」も
「理解」も悪くないですよ。言語性の下位検査は全般に保たれているほ
うだと思います。ただ動作性のほうが、下位検査によって値がばらばら
になっていますね。先ほど申し上げた「絵画完成」も不注意だとすぐ引

っかかるのに、この方はとてもよいです。どの下位検査でも、誤答の性質を知りたいですね。1番制限されているのは「積木」と、処理速度系の「記号探し」なんですけど、「符号」もやや下回っていますね。「符号」はただただ数字とペアになっている記号を記入していく単純作業で、そうであるが故に私のようにWAISの仕組みをよく知っていてもごまかせない下位検査で、現実的な適応を見ている場合が多いです。この方、群指数で処理速度が厳しいでしょ、実際そうなのだと思います。それ以外には「積木」。これは実際に書いてある模様を積木で作るものなので、こんなに低いということは手先が不器用で時間がかかってしまうのか、構成失行のようにこういうふうに並べないといけないところを違って並べてしまうのか。そのほか不注意でも値がこうなりますし、なにかにこだわって視点が変換できなくても引っかかりますので、誤答の性質がわかると、データの読み込みができます。すべての心理検査はそうなんですが、量的な分析と質的な分析と両方あると、臨床に有益な読み込みができます。

　先生がお知りになりたいことはほかにありますか？　この方、言語性の優秀な方だと思います。中学くらいで教育環境から離れているのに、こんなに値が保たれているわけですから。

宇野　なかなかWAISだけで、というのは難しいかもしれませんが、いまのキッチンという仕事は素点を踏まえてこの人にとってどうなのでしょうか？

津川　キッチンでなにをやっているのか、と真っ先にうかがったのはそこのところなんです。言語性と知覚統合が保たれている人でも、残念ながら単純に手先が苦手な方もいるので、キッチンのなかでなにをどこまで要求されているのか。本当に料理をしている場合、キッチンの仕事に1番近いのは「組み合わせ」で、この方がやっているのはチェーン店のようなので、分業制の可能性が高く、そういうことだとすればいまから私が申し上げることと違うのですが、たとえば普通の家でカレーを作る

なら、こっちでじゃがいもを切ったり、にんじんを剥いたり、いろいろなことをしながら一方でこちらでお湯を沸かし、こちらで副菜を作りと、全体を見通せないと、integrateできない。そうなると、料理ってすごく時間がかかったり、うまくいかなかったり、ひどく疲れたりする。それに近い「組み合わせ」は、まあまあの値だと思います。この方、「行列推理」がとても優秀で、ということはすごく先を見る、頭のいい方ですよ。それでお医者さんになりたくて、いつからお医者さんになりたかったんですかね。成績よかったんでしょうね。

宇野　T先生の時代には面談記録にも「医学部」とたくさん出てきて、T先生もそれが行動の活性化につながるなら、と応援するスタンスでやっていたようです。次の主治医のどこかから「医学部」が出てこなくていまに至ります。

津川　でも通院は好き。ロールシャッハの包括システムはもう教わりましたか？

近藤　ロールシャッハゼミはまだ先ですね。

津川　どういうところをお知りになりたいですか、この方に関して？

宇野　ロールシャッハというところで、この人の自我の形がどのようになっているのか、どのくらいしっかりした自我なのかとか。

津川　ローデータがないと自我の動きをみるのは少し厳しいですね。

宇野　あとこの人の人間関係の距離感というか、どういう距離感で接する人なのか？

津川　ご説明しますが、その前にロールシャッハの数値を読む前提を簡単にお伝えさせてください。たくさんの変数や数値があって、それぞれの意味もありますが、ロールシャッハの量的分析の醍醐味は、ある変数が×という値で、別の変数が△という値で、そのうえにさらに別の変数が○という値になっている、といったように、いくつかの変数を、それも一見矛盾したように見える変数や数値を、読み解いていくことにあります。ですので、ひとつの値がどうだから、この人はどうである、とい

統制		
R = 16	L = 0.60	
EB = 1 : 3.5	EA = 4.5	EBPer = 3.5
eb = 3 : 7	es = 10	D = −2
	Adjes = 7	AdjD =
FM = 1	SumC' = 2	SumT = 1
m = 2	SumV' = 1	SumY = 3

感情	
FC : CF + C	= 1 : 3
PureC	= 0
SumC' : WSumC	= 2 : 3.5
Afr	= 0.45
S	= 2
Blends : R	= 4 : 16
CP	= 0

自己知覚	
3r + (2)/R	= 0.19
Fr + rF	= 0
SumV	= 1
FD	= 0
An + Xy	= 4
MOR	= 2
H : (H) + Hd + (Hd)	= 0 : 1

対人知覚			
COP = 1		PureH = 0	
AG = 0		PER = 0	
GHR : PHR = 1 : 1		Isol Index = 0.19	
a : p = 3 : 1		*H : (H) + Hd + (Hd)	
Food = 0			
SumT = 1			
*HumanCont = 1			

———認知の3側面———

思考	
a : p = 3 : 1	Sum6 = 2
Ma : Mp = 1 : 0	Lv2 = 0
2AB + Art + Ay = 2	WSum6 = 8
MOR = 2	M- = 0

媒介過程	
XA% = 0.56
WDA% = 0.70
X-% = 0.38
S- = 0
P = 1
X + % = 0.190
Xu% =

情報処理	
ZF = 6
W : D : Dd = 5 : 5 : 6
W : M = 5 : 1
Zd = 2.00
PSV = 0
DQ + = 3
DQv = 1

PTI = 2　DEPI = 6　CDI = 4　S-CON = 8　HVI = NO　OBS = NO

図1　ロールシャッハ・テストのデータ一覧表

ったように安直に読むものでは本来ありません。ですが、今日、それを
やるとごちゃごちゃになりますので、今日は変数や値を、先生のお知り
になりたいリクエストに応じて、ひとつひとつコメントするようにしま
すが、本来の読み方をどうかご理解くださいね。

　それで、「どういう距離感で接する人なのか？」に関するものが、
このラムダ（L）という変数なんですけど、ラムダはそんなに悪くない
です（図1）。高すぎもせず低すぎもせず。中村紀子先生がたとえてい
らっしゃるのだと、人と人の間に垣根みたいなものがあるとすると、高
ければ高いほど垣根が高くて、低ければ低いほど「やぁ」みたいな人い
るじゃないですか。パーソナルスペースが近いというか垣根が低いとい
うか。包括システムは日本人のデータもあるし世界中のデータがあるん
ですけど、これは高すぎもせず、低すぎもせずです。あと、これが対人
警戒指標（HVI）といって、人に対していつもアラートが鳴っているよ
うなタイプの人なんですけど、これも No で、引っかかってないので、
一見、生意気な感じがするかもしれませんけれど、意外にそうではない
方っていうデータになっています。だから、先生のいろんなことを知り
たかったりするんじゃないでしょうか。

宇野　これたしかに、検査をした心理士さんは長くいらっしゃる人なの
で、担当医よりも付き合いが長いからかもしれません。

津川　ただデータはものすごく偏っていて、このひとつのブロックをク
ラスターというんですけど、まず、心に体力があるとしたらここのコン
トロール（統制）というブロックが体力のようなもので、1番ベースに
なるクラスターです。医療でいうバイタルサインみたいなものとお考え
ください。ここが情緒（affect）、感情のあり方を見るクラスターで、こ
こが対人関係、人と人との関係性を見るクラスター（対人知覚）。これ
は自分に対するイメージ、自己イメージを見るクラスター（自己知覚）。

　ここからが認知の3側面といわれていて、コンピュータに例えると、
左から順に、入力、媒介、出力にあたります。どのクラスターも大事な

んですけど、コントロールを見ると、これは自分のことをきちんと考えたりする力（EBの左辺）。ここは情緒表出（EBの右辺）です。この方、知的に保たれているから、知的に制限されていて考えることができないわけではないんですけれど、本当に自分にとって意味のあることを考える力が十分ではないです。「お医者さんが考えることだろう」とかおっしゃっていますけど、実際問題、自分自身でなにをやりたいのかとか、どうしていったらいいのかということを、1人で考えることは厳しいのかもしれない。

　この変数は、needですね（FM）。欲望。私たちはみんな、美味しいものを食べたいとか思うじゃないですか。そういう当たり前のneedが1というのはまったく低いです。20代後半だったら5ぐらいあってもいいので。というふうに、この方が、自分で自分のためにちゃんと考える力とか、これがやりたいから頑張るんだっていうのが低いので、あながち口で言ってるだけじゃないかもしれないなぁって思います。

宇野　僕は受動的な人間だから、とか言っていたのは？

津川　受動的ではないですね。ここが積極性を見る指標（a:p）なんですけど、なにもできない人ではありません。いまでもハローワークに行ったりできるんですよね。なにもできない人っていうふうには思いませんけど、本当の意味で自分にとってよいことを考えたり、自分がやりたいのはこれなんですっていうところが。医学部への希望も減っちゃったんですよねぇ。なによりここにあるように、DEPI（うつ病指標）が引っかかっちゃってるし、死にたいし（S-CON）、中身（constellation）がよくわからないんですけど、CDI（対処力不全指標）もヒットしちゃってるんですよね。だからすごく生きづらい状態です。少なくともこのロールシャッハを取ったときはすごく生きづらい状態です。そんなふうに見えないにしても。うつ病にも見えず、突っかかってるような感じの人に見えたとしても、中身はものすごくつらい状態だったんでしょうね。これいつか必ず再検査したほうがいいですよ。だって自殺の可能性

(S-CON) に引っかかってるんですから、この時点で。6、7、8って上がっていくんですけど、8ですから。かなりつらかったんだと思います。これは、ロールシャッハを受けてから、実際に自殺してしまった人のデータから作成されているんです。既遂データから算出されたものなんですね。

近藤　ありがとうございます。

面接の方向性

津川　今後の面接の方向性ということですけれど。少し軟化されて、先生もそんなにご負担じゃないと感じるようになったのであれば、どこらへんをコメントしたらいいでしょうか？

宇野　いまのところは、なにか話題にするにしても、仕事はなにやってるのとか、眠りはどうなのとか、話題がある程度限定されちゃっています。見通しみたいなところに触れながら、もうちょっと話題が膨らんだらいいなと思いつつも、そこもあんまり膨らませられなくて。週1回会ってはいるけど、同じような話ばかりしてっていうところもあったので。そんななかで先ほどのSCTの話とか、今後触れる話題を考えるうえですごくいいなって思いました。こういうところも話題にあげていったら、関係性を作っていくなかで、膨らみが出るんじゃないか、とかうかがえたらと思います。

津川　近藤先生にもコメントをいただけると思うんですけど、さっきのデータを見ると、本質的にどうなればいいのかとか、どうなればあなたは満足するのかとか、この種の質問はあんまり向かないかなと思います。それを繰り返してもいいんですけど、この方がそれを聞いて、あぁ先生こうなりたいです、っていうのが棚ぼたのようにポンっとくるっていうイメージがあんまりもてない感じがします。それよりは、彼は平等でいなければいけないようなので、そこのヒントは近藤先生がくださる

のではないかと思いますけども、日常の生活を聞いたほうが本当によいと思います。なにをやってるのかがわかるように。仕事場でも、ビジュアルでこちらが追えるような感じに。お家で寝てるだけって、本当にそうなのでしょうか。ハローワークに行って、普通に仕事を探せちゃう。パソコンをやるのかしら？　携帯持ってる？

宇野　携帯は持ってると思います。

津川　彼の日常がわかるといいんじゃないですかね。

宇野　たしかに、なんかこう「なにしてる？」「寝てる」とかで止まっちゃってて、ちゃんとイメージできるかといったらあまりできていない気がします。

津川　この方はきっと嫌がって書いてくれないかもしれないけど、生活行動表を書いてもらったり、そういうのが好きな人にはですよ。この方はちょっと嫌そうな感じはするけど。寝てて全然なにもしませんって言ってる人にね。あと、紙に書くのはダメでもいまの若い人のなかには、携帯のアプリで記録してくれる人もいるんですよ。1週間くらいだったらアプリでいつでも記録できるから楽だって言ってインストールして、プリントアウトだけ私にくれるっていう人たちがいて。それを見ると「あれ？　本を読んでるじゃない」とか「えっ？　海外のドラマを見てる？」とかそういうことが出てきてびっくりで。「ただ流してるだけですよ」とか言われますけど、「あ、そんなことしてたんだ」とか斬新な思いをすることがけっこうあって。

　まぁ、この方は嫌かもしれないので、無理やりやる必要はないですけど、日常生活がわかることで、先生のほうでも少しこういうふうにもっていこうかなとか、ここはつらそうだなとか、ここはできてそうだなかいうことが、見えてくると、先生の思いというか、どういうふうにお役に立てればいいのかとか、どうなればいいのかということに、急がば回れでつながってくるような感じはするんですけどねぇ。ただドクターとしてどう平等にやるかというのが。なんだかこう、こういう言い方を

する方なんですよね。「フェア」じゃないとか。

近藤　自己開示の範囲は自分で決めることだと思うんですけど、あまり防衛的に一切自己開示しないっていうのも表面的な関係で終わってしまう。ただこのあと先生がこの人を何十年か診るんでしたら、かなりオリジナリティある診方をしてもいいかもしれないですけど、先生もおそらく2年で次の先生にバトンタッチしていくことを考えると、あんまり逸脱的な診方はできないな、とは思います。先生がuncomfortableに感じることまで開示する必要は全然ないけれども、たとえば「先生は東北なんでしょ」みたいなのは向こうの誘い水ですよね。

津川　これ、ピンポーンなんですよね。

近藤　これは、前任のE先生に探りを入れて、E先生も東北ぐらいなら個人情報スレスレでよいだろうという。で、それにはどう答えたの？

宇野　これは「あれ、どこかに載ってました？」みたいなことを言って、それで終わった……。

近藤　なにも言わずにはぐらかしてるわけですよね。なんていうんでしょうかねぇ。さっき津川先生がロールシャッハ等から読み取れるところを教えてくださいましたけど、あまり将来に対しての展望だとか、そういうことを自分でイメージすることももはや難しい状況のなかでは、やっぱりほかの人の話も聞きたいんじゃないですか。で、パーソナルなことっていうのはなかなか、この人もピザ屋や食堂で働いてますけど、やっぱりそういうのってお仕事の付き合いですから。精神科医と患者さんの関係って独特な親密さをもってるというか、個人的な友だちの関係、プライベートな関係ではないけれども、かといってこんな自分の生い立ちとか、さまざまなことをここまで詳らかに話す相手なんてそうめったにいないですよね。それぐらいこう、さらけ出す関係ですし、この診察室でしか会わないっていうそういう構造のなかに僕たちはいますので。

　そうしたらこの何曜日かの夕方に来る15分か20分のなかでのかかわりとして先生が少し自己開示や、先生の考えみたいなことは、僕はまぁ、

ある程度話してもいいのかなとは思います。この人に関してはね。パーソナリティ障害でそういうことを手がかりになにか今度医療の構造じゃないところでアクティングアウトしそうな人の場合はまずいですけど、そういう人じゃなくて、「知りたい」って言ってるわけですよね。と同時に、このへんも原則患者さんには言わないことなのかもしれませんけど、暗黙の裡に先生も2年間の主治医なことは彼も知ってますよね。だから何年目っていうのは言わないことになってるっていうけども、自分は修行の身で、少なくともどのくらいの経験なのか、研修医なのか専門医なのか、そういうふうにして2年間、ここに修行に来ていて、その間主治医としてちゃんとできることをしたいと思うし、改めてご両親のこととか、お兄さんのこと、これまでのことを知りたいんだ、少しずつ教えてほしい、みたいにして1回15分、20分のなかで、「今日はお父さんのこと聞かせてもらえますか」とか、ちょっとずつ聞いていく。それはもしかしたらSCTとリンクするかもしれないし。

津川 「父」とか「母」とか項目にありますから。

近藤 そのへんを題材にしつつ、この人を少しずつ知っていくというか、尋問みたいじゃなくて、ちょっとしたお喋りのような感じで、もしかしたら「僕は仙台なんですけどね」とか言って。そんなふうなちょっとしたintimateな感じを、その診察の構造のなかでね、僕なら聞いていくかな。津川先生の先ほどのコメントからも連想するんですけど、この人これだけ頭もよくて優秀で駅名覚えたり、円周率覚えたりやってたわけですよね。だからけっこうエネルギーのある子どもだったと思うんですね。それで、担任の変更を契機に、推測ですけどおそらくそういうASDの特性を容赦なく、みんなと合わせろというか、みんなと一緒にできない人間はダメっていうような。集団のなかでの均質性みたいなことを強要するような担任で、二次障害といってもいいと思います。中1ですでに二次障害ですよね。だから、かなりトラウマティックな体験をもっていて、ひょっとすると聴取されていない、たとえばASDの人で

はタイムスリップって言いますけども、一種のフラッシュバックみたいなことが起きてるかもしれないし。なにもしないで寝ているっていうのもちょっと不可解というか、なにかしてるかもしれませんけども、本当に病的な体験を耐えてるかもしれないし。そういうことが抑うつとか、どうせ救いはない、どうせわかってもらえないっていう一種のデモラライゼーションが続いているところで、医者っていうのはフェアネスのある職業なので、こんな自分でも病院ではまともに扱ってもらえるし、そうしてもらう資格のある場所だっていう、彼にとってはこの不平等な世のなかにあってギリギリのフェアネスが保証されてそうな場所っていう意味がありそうです。そう考えると、この人けっこうそういう症状をもってるんじゃないかとかね。

津川 ロールシャッハを実施したのはけっこう前だったんですね。去年じゃなくてこのとき具合が悪かった。

近藤 ほんとはお母さんかお父さんから、できればお母さんから小さいときのことはもっと知りたいかなと思いますね。

津川 人を全然見られてないし、この方。これは社会常識的な反応（P）なんですけど、1ってすごく少ないんですね。うつ病だとこれが減るっていうんじゃないんですよ。むしろバイオロジカルなうつ病の人は逆にここだけが残っていくから、これはうつだから1になったんじゃなくて、もともと1なんですね、おそらく。もともと人をトータルに見る（pure H）、人の全身像もないですし、Human Cont って人の頭だけでも手だけでもいいから人を見てるかどうかなんですが、それも1で、人が全然見られてない。社会常識的なものも見られてないから、やっぱり普通にやれと言われても。

近藤 そもそも普通もわからないっていうか。先生の聴診器（に刻印されている名前）を見て、これは「あきと」か「あきひと」かっていうのが締めくくりなわけですよね。

津川 先生の全体が見えてない感じがする（W:D:Dd）。聴診器が見え

ていたり、名札が見えていたり、人をトータルに見ることができない。アテンションがパーツになってしまっているし、もともとちゃんと人を見られないし、という方がこれだけ先生に関心をもっているっていうことはすごいことだなと。

近藤 やっぱりASDの人特有の愛着のもち方っていうか、部分認知的なんだけども、なんだか痛々しいほど先生にこうやって「あきと」か「あきひと」かとか「腕とか見ます？」とか。先生にすごく近づくというか、先生とかかわろうという。一生懸命な感じもしますけどね。

津川 お友だちも理系（医歯薬）でしょ？ 医療系好きですよ。

近藤 理系（医歯薬）の友人って、ちゃんと学校に行ってないから、もしかしたら小学校の同級生とか幼なじみでいま薬学部みたいな、近所の長い付き合いなのか、もしかしたらツイッターとかかで医療系の人とつながってるのか。いろいろ先生も彼に関心をもって話を聞いていくっていうことをこれから半年ぐらいかけてやってもいいんじゃないでしょうか。

あともうひとつ僕が連想するのが、ASDでIBSっていう患者さん、けっこういるんですよね。下痢。僕の患者さんにもIQが高くてWAISだと130近くあるんですけれども、中学から不登校で、そんなんでよいと思ってるのか、頭がいいだけじゃダメなんだぞみたいな、勉強だけできて調子に乗るなよみたいなことを言われてしまって。それで小難しいことを言って反感を買って、舐めてんのかみたいになっちゃって、むしろ頭がいいことが裏目に出るというか、知的資質の高いASD傾向の人が陥る、ある種のトラウマみたいになってしまって、すぐに下痢するんですよね。

ここからは僕の推測ですけど、最近トラウマ領域でポージェスという人が多重迷走神経理論というのを提唱しています。自律神経には交感神経と副交感神経の両支配があることはみんなが知ってることですけども、副交感神経に古い迷走神経と新しい迷走神経の２系統あって、古い

無髄の迷走神経がより原始的でフリーズさせる迷走神経だというんですね。新しい有髄の迷走神経はわれわれが知っている、交感神経によるfight or flightを抑制して、リラックスさせたり、食事をとったり、コミュニケーションに使われたり、哺乳類の進化した迷走神経なんだけど、古い迷走神経のほうは爬虫類にもあって、なにかに攻撃されたらフリーズして止まる、みたいな。ストーンと脱力するとか、この方のPNESの症状とも合致します。出かけたときに限って、まだ出かけてもいないんだけど、出かけようと思ったときに限って下痢が始まるっていう、全然まだ対人の場面に出る前の、出かけるというシチュエーションを意図した時点で下痢が始まるっていう。自律神経と言わざるをえないことなんですけど。そういうまさに身体化というか、この人の認知的な能力では制御できないこの身体的な症状、これはおそらく古い迷走神経によるもので。なので、交感神経を落ち着かせるっていう類の薬物があまり効かなくてですね。

　それでここからますます想像で話しますけど、「神田橋処方」といわれる桂枝加芍薬湯と四物湯はおそらくそういうところに効いてるのかなと思います。僕の患者さんもその下痢とか、身体の不調にはβ-blockerとかベンゾとかいろいろやってもあんまり効かなかったんですけど、桂枝加芍薬湯と四物湯はたいへん気に入っておられます。

　後半は僕のかなり仮説的な、でも僕なりにはもっともらしいと思うことに基づいてますけども、そうやって先生も模索していろいろ勉強しながらやってみてはどうでしょうか。彼は「それは医者の仕事でしょ」って言ってますけれども、先生が2年ローテの研修医だっていうことは粗方察しがついてるだろうし、だから「僕も勉強したり調べたりしながら、どういうふうにしていけるか一緒に考えていきたい」くらいの立ち位置で話を聞いて、やってみる、みたいに2年間できるといいんじゃないでしょうか。

津川　お腹だけでも少しよくなったらねぇ。この方、身体化指標（An

＋Xy）が高いので、実際にあるんだと思うんです。だから、日常がちょっとでも楽になれば。お仕事はちゃんと毎日行かれてるから、ほんとIBSみたいな状況だったら気の毒ですよね。医療が貢献できることがいっぱいあるんじゃないですかね。

近藤 IBSについても、便秘なのか下痢なのか、どんなときに下痢しやすいのかとか。飲食で働くんですね、この人。

津川 先生は診断的にはこの感じで、ASDの二次障害って感じでご覧になってる？

宇野 そうなんじゃないかなと。

津川 こういう初発が早い方って、軽いSとの鑑別がすごく気になるとこだと思うんですけど、ロールシャッハだとここが入力系（情報処理過程）です。ここのなかにDQvっていう変数がありますが、これが上がれば上がるほど、入力がぼわっとしてて、早期発症で成人になったヘベフレニーっぽい人が多いんですね。いまの私たちでたとえると、目の前に、手帳があって、消しゴムがあって、鉛筆があって、紙があるっていうふうに、それで土台となる机があるっていうふうに見えなくて、ぼわぁんと見えてる感じ、の指標なんです。これは1で低いです。

あと、ここ（M-）が陽性の思考障害とかだと高くなるので、それが引っかかってない（PTI）ので、少なくとも普通の陽性の思考障害の、そういうタイプではないし、入力系がいいのはすごくいいことと思います。Sを否定する意味で。軽いSを否定してくれる。SかSじゃないかっていうような診断レベルを超えても、やはり入力が悪いとその先が厳しいですから、ちゃんと世のなかが見えてないと、その先に行きづらいわけですけれど、この方、入りはそんなに悪くないから、そこはよかったと思います。

だから、脈があると思います。医療のなかにいると、やっぱり心配だからこう目につくところをいっぱい書いて、それは医療ですからしょうがない側面はあります。でも、この方に残ってるよいところとか、役立

てそうな資質も心理検査は拾えますから。そういうのもゆっくりやれる
と楽しくなる。2年間が少し変わる。楽しくなられるんじゃないでしょ
うか。意外に、いかに具合が悪いかに覆われていて、その人のよいとこ
ろって見えづらかったりする。いかに幻聴がひどいかとか、いかに妄想
がひどいかとか、いかに不適応かとか、そんなことのほうが見えやすい
じゃないですか、医療にいると。でも、そうじゃないものも見えるの
で、そこは先生の外来診療のお役に立つのではないかと思うんですけど
ね。……でも、みんなと同じはちょっときつそうですね。

近藤　ASD っていう告知を受けてるんですか？

宇野　されてると思います。T先生のほうから、あなたはASDで、こ
れまでの困り事はそこから二次的にくるものだと思うみたいな。そうい
う言い方をしてたと思います。

近藤　それへの本人の受けとめ方は、ちょっとカルテからじゃわからな
いかな？

宇野　あぁ、書いてたかもしれないんですけど、すみません、ちょっと
いまは言えないですね。

近藤　事実として診断を伝えるっていうことは大事だし、そうすること
で本人がみずから調べて、ASD って言われてるけども、まぁ一方で過
集中だからADHDかな、みたいなことを本人も言ったりなんかして、
面白いんですけども。だから本人がみずから調べたりできるという点
で、病名をきちっと言ってあげるのはいいと思いますし、定型発達の人
とは一風違ったワールドかもしれないけども、この人の、人を求めてい
たり、優秀でその能力を自覚していて、それがへし折られてしまったと
いう、かなり深刻な傷つきを中学くらいで受けてますよね。だからその
絶望というか、無力というか、そういうことをここで感じた、外傷的な
ところを、辿っていくことが大切だと思います。

津川　ここ（Sum V' = 1）でトラウマティックなイベントが。先生の
推測ではなくてデータ上も、ここは0が期待値で、1でもあれば生活史

を必ず聞かなければいけないって教科書に書いてあるところです。ここが0じゃない人はなにか必ず、どこまでトラウマティックなのかは置いておいても、なにかあった人だから生活史をきちっと聞いて、心理支援しなさいっていう変数です。

近藤 だからそのへんは、カルテは見たけどももう1回病歴を聞いたり、時系列のなかで彼のそういう傷つきみたいなところも、親御さんとかから先生が主治医として聞いていく。でも高い資質があって、それがいまもちゃんとあるんだよっていうふうにempower、encourageしていく。すぐにどうするというactionはまだもっともっと準備がいるので、具体的なactionに移る前の準備のところで、彼のデモラライゼーションをもう一回ほぐしていく、一種のトラウマの治療のような感じがしますけどね。こういうASDのうつの人ってやっぱり多くが外傷的な体験をもっている。

津川 本当にそうですね。トラウマがあっていまなにがやりたいのかdiffuseしていて、ちょっと悲しいけど、それよりもトラウマがあってdiffuseしているほうが大きいんですよね、この方。値的にも。さっきの行列推理は素晴らしい。これは、ルールを見出す力ですから、そういうのすごくうまいんだと思いますね、規則性とかを発見したりすることに長けてる。

近藤 そこが、抑うつでグローバルに脳機能が下がっちゃって要素的な力が全然出ない、っていうのとは違って、要素的にはいまもってすごい数字が出せるのに、それをなにに使うのかがまったく結びついてない。

津川 この能力を使う方向性を自分だけで見出すことが難しい。

近藤 なんとかハローワークに行って、いまの職場は武道でなじみがあって、彼にとっては安心感、安全感があるということなんでしょうかねぇ。なので、さっきの古い迷走神経の、無髄の迷走神経で、PNESを起こしたり、下痢を起こしたりしにくい場所なんだと思いますけど、彼にとってfamiliarな場所っていうのはそうなりにくいんだと思うんで。だ

から、頑張ってますよね。デモラライズって僕言っちゃいましたけど、そこまで無為な、無気力状態になってないっていうところで、イメージする力に制約があったり、人に対してすごく警戒してるなかにあって、頑張ってる。

津川　完全に投げやりになってないですよね。投げやりになってたら仕事なんか見つけないですから。わざわざ自分でハローワークに行って。

近藤　ちょうど先生と同年代ぐらいで。

宇野　だからだんだんこう、その担当医が引き継がれるごとに、年齢が同じになっていって、たぶん僕の次で彼が追い越すんですよね。

津川　ベテラン患者さんになっていくんですね。

近藤　それで医歴。○○さんの患者歴よりは僕の医歴のほうが短いですって。でもそういう自己開示がいいと思います。この人のユーモラスな部分というか、冗談が通じる人なのか。なんか通じそうですよ。通じなくなさそうだけどね。

津川　ガチンコしないほうがいいですね。ASDの方はとくに。ルールだから喋れないとか言うともう大バトルになっちゃうから。そういうちょっとユーモラスな感じでいけたら1番いいですね。患者歴12年の方に教えていただきたいんですけど、みたいな。医歴はまだ……。

近藤　先生4年目だよね。それはもう全然、新米でって。心配しなくても勝手に医歴も積み上がっていくんで。心細い感じをいま味わっておかないと、知らぬ間に医歴が伸びちゃうんで。この、まだ医歴4年目でって患者さんに言いにくいなぁっていうこの感じを大切に味わう必要があるよね。あっという間に年取りますから。

津川　話がちょっとあれですけど、どういうときに身体に出るのかっていうのは全然わからない感じですかね。

宇野　そうですね。まだそういうのは全然聞けてない感じです。

津川　やっぱり医療だから身体のことは1番ドクターが聞きやすいし、

体調が少しでもよくなるっていうのは患者さんにとって、生活にとってすごく違うことだから。そこでは嫌がらないと思うんですけどね。ドクターが体調のことを聞くっていうのは、至極真っ当なこと。

近藤 だから、脈拍とか血圧とかもどうなのかなって。

津川 だから、偶然に起こったことなのかもしれないけど、そうじゃないかもしれない。変化が大きいので、仕事が始まったり、ドクターが変わったりで変数が多いからちょっと絞り切れないですけどね。なんでこうなっちゃったのか。2、3週間来れなかったんですよね。先生に頼りたい気持ちが出たのか、仮説が多くてわからないですけど。過去のことを見てみると、ヒントがあるかもしれないですね。お腹壊すときと、身体固まっちゃうときと、気胸っぽくなっちゃうときとあるんですよね。

近藤 気胸っぽくなるというのは、実際に気胸起こしてるからなんでしょうけど、どういう苦痛なんですかね。

宇野 息を吸うとこのへんがパコパコする。それで、レントゲンを見ても違うと思うんですけどって言うと、実際パコパコしてんだけどね、みたいな感じで。

津川 先生以外のスタッフはほとんど話さない？

宇野 外来の看護師さんが長い人なんですけど、その人は顔見知りで。どっちかっていうとその人はこの人のことはよく思ってなくて、また連絡もなしに来ないよ、みたいな感じです。あるとしたら、心理検査のときに心理士さんはずっと同じ人っていうところですけど。

津川 今日、このケースを出していただいて、まだかなりもやもやされてるところってありますか？

宇野 今日始まる前は、今後どうしようみたいな感じだったんですけど、いろいろフィードバックをいただいて、とにかくもっとちゃんとこの人のことわかりたいなという思いが強くなって、だいぶ前向きな気持ちになれたので、ほんとによかったなと思いました。どんなことすればいいんだろうみたいな感じだったんですけど、こういうことしたいなぁ

みたいなのがたくさん出てくるようになって。あとは、心理検査もすごく勉強になりました。

津川　急にはあれですけど、ひとつでもふたつでも変数の意味とか理解すると、ただ心理士が書いた所見を読むというよりは、ちょっと楽しみが増えますよね。ひとつだけでも、vistaはどうかとか。診療の役にも立ちますしね。

一同　今日はどうもありがとうございました。

　症例提示の出版については、本人に書面にて同意を得た。また、個人情報保護の観点から、個人が同定できない記載を行っている。

[column]
省みることさえできなかったこと

宇野晃人

　主に入院患者を診療する精神科医としての1年目を終えてこの原稿を書いている。まったくの初心者であった私にとって、TPAR（Training in Psychotherapeutic Approaches for Residents）は自分の恥部を思い切って晒すような体験で、正直にいえばスーパービジョンの日程が近づくことに気分の重さを感じていた。それでいて、そこでの学びの多くはみずから省みることさえできなかったことに直面させられる根本的なものであり、不思議となにかに包まれている感覚を伴うものだった。それは指導医の経験知であり、より広くは精神医学の体系のようなものだったのではないかと思う。ひとつ学ぶごとにそれまで出会った患者への申しわけなさや後悔が湧いてきて、それでもなんとかしなければいけないという思いを募らせるうち、1年が過ぎていった。

　専門研修医になって1ヵ月くらい経ったころ、入局同期の友人と10分程度のロールプレイを交代で行い、ビデオに撮った様子を確認したことがある。口を半開きにしたままの私はやたらと猫なで声を多用しており、本当にひどいものだった。端的にいって、私は話すことだけで精一杯になっていた。うなずく、相槌をうつ、視線を合わせるなど非言語の重要性を知識としてわかっているつもりだったが、自分が相手からリアルタイムでどう見られているか、俯瞰するという発想がなかった。

　振り返れば、当時の自分には面接の場で思い描ける手札がなく、同じことばかり、それも脊髄反射的に行っていた。とにかく質問していた。

趣味の話や散歩をして、なんとなく患者と仲良くなったつもりでいた。客観的な事実関係にこだわっていた。枠組みを強く意識して、「あなたと私の関係は入院中だけになってしまうのが残念ですが」と決まり文句のように口にしていた。

　改めてTPARでの学びを振り返ってみると、それは持参資料のテキストからはみ出た部分によってもたらされていたように思う。要所における指導医のコメントは「そのときあなたはなにを考えて、なにを感じていたか」、あるいは「それは、患者にとってはこうだったかもしれない」といった類のものが多く、診察場面の記憶を立体的に作り直すものであった。そうして作られた文脈のなかで、私は当然してよいことをしていないのだった。

　事実について質問するだけでなく、感情に触れることも手札になり、しかも相手の感情のみならず自分の感情であってもよいとわかった。たとえば「どうして死にたいと思ったのか」と質問するほかに「私はあなたが死んでしまうのではないか心配です」と語りかける選択肢が浮かぶようになった。

　仲良しがすべてでなく、嫌われ役になることも長い目で見て患者のためになるとわかってくると、自分のふるまい方を決めるため「いま、なんのためにこの患者と会うのか（あるいは、会わないのか）」を考えるようになった。目的の曖昧な面接をしていたことを痛感し、「いま、なんのために入院しているのか」をその都度確認し、患者と自分が同じ方向を見ることができているかを気にかけるようになった。

　出来事が実際にどうだったのかということ以上に、その患者のなかで出来事がどのように体験されているのかが大切であることもわかった。ときに患者の語りがまとまりを欠くことがあるが、それを力づくで矯正するのではなく、むしろその流れに沿っていくことを考えると、会話が平行線をたどることが少ないように感じた。多くの場合、かすがいになるのは「困り事」だった。薬、ストレスコーピングの技法、社会環境調

整など、役に立つと信じて勧めたものの感触がいまひとつの場合「私はこれがきっと役立つと思っているが、あなたにとってそうではないのでしょうか」と一歩引いてみる手札もあるとわかった。

　入院担当医として患者との関係が数ヵ月に限られるとき、患者の多くが人間関係の困難さを抱えているからこそ、どんな距離感で接するべきかに悩む。一方では自分と患者の関係が特別化することで将来の治療を邪魔しないか懸念し、他方では入院中に結ばれた関係が、とくに友人がいなかったような方にとって、ひとつの成功体験になり、これからの対人関係のプロトタイプになることを期待する。距離感についてとくに悩むのは退院が近づくにつれて患者が不調になるときで、「あなたの味方です」などと言っても、退院という現実の前では無力な気さえした。どう対応すべきかわからないでいたが、「治療者が完璧でないことは、患者が完璧を目指さなくてもいいという健全なメッセージになる」とわかって、「私も悩んでいるのですが」という語り方を試すようになった。

　こうした事柄について省みることのないまま、精神科医としてのキャリアを歩んでいたらと思うと本当に怖くなる。患者のこと、自分のこと、話の向かっていく先など、以前よりも意識しながら面接をするようになり、半開きの口や猫なで声に気をつけるくらいの余裕はできてきたように思う。省みることはよくしていくことの入口にすぎないこと、加えて省みることさえできないでいるはずのことがまだ無数にあることを忘れず、今後も臨床に向き合いたい。

第 3 部

精神療法を
学ぶ前に

[第6章]

精神療法の共通要因

堀越　勝

はじめに

　精神療法はTalking therapyと呼ばれる治療的な対話である。セラピストは治療原理に基づいた技法を用いて介入するが、そのほとんどは対話のなかで実施される。対話は通常二者間で行われるが、治療的な対話は、一方的な情報提供や講義とは異なり、安心感や安らぎを与えたり、非現実的な考えや行動に介入したり、これまでとは異なる関係作りを模索したりするなど、なんらかの変化を導き出す。

　対話は「語ること」と語りを「聞くこと」の双方向で成り立つ。どのように話すか、どのように聞くか、どこで黙るか、それに伴う行動、つまり表情や所作は、話者の人柄や性格を表すことになる。もしセラピストが、相手の話に耳を傾けず一方的に話し、自分の意見を押しつけるとしたら、そのセラピストの対話スタイルが悪影響を及ぼして精神療法の進行を阻むことになる。悪影響はある意味でわかりやすいが、逆によい影響を与えている場合は、精神療法による効果のなかに埋もれてしまい、好感度の高いセラピストによる効果なのか、それとも介入技法によるものなのか判別が難しい。セラピストの対話スタイルだけでなく、さまざまな隠れた治療的要因が精神療法のアプローチの如何を問わず存在すると考えられる。こうした精神療法の種類をまたいで働く治療的な作用を精神療法の共通要因（Common factor）と呼んでいる。

たとえるなら、ある料理が非常に美味しいと評判になった場合、レシピがよいのか、料理人の腕なのか、食材か、盛りつけや店の雰囲気、さらには客の期待感か、などという議論が生じてくる。おそらくレシピだろうが、料理人の腕ならば、料理の種類を問わず、星を取れるに違いない。理想的には凄腕の料理人が、万民の認めるレシピを手にすれば、最終的には客をもっと喜ばせることができることになる。精神療法に置き換えると、それぞれの店（学派など）の伝統や誇りに固執せず、うまい店の共通点を探すことも、精神療法にとって、そして最終的にはクライエントにとって価値のあることになるのではないだろうか。

本章では精神療法の治療的な「共通要因」について歴史を追って概説する。加えて、米国でのセラピストの訓練について、最後には日本の精神療法が海外渡来の専門分野であるために起こる共通要因にまつわる落とし穴についても触れたいと思う。

精神療法の共通要因研究の幕開け

「精神療法は効くのか」。これはこれまで精神療法に携わってきた者が突きつけられてきた疑問である。1900年代は、現在のように精神療法の有効性が実証的に認められておらず、精神疾患に対する偏見も強かった。さらに、セラピスト内の学派主義（Schoolism）も色濃く論争も激しかった。Eysenck, H.J.[1]は効果研究の結果から、神経症（Neurotic）と診断された患者の約3分の2は2年余りの精神療法を受けることで症状が大幅に改善するが、同様の患者のほぼ同数が精神療法を受けることなく改善することを示し、精神療法の優越性を否定した。このEysenckに反論して精神療法の有効性を主張した学者たちもおり、Rosenzweig, S.[3]もその1人であった。時代的に精神療法のなにが効いているのかを探索する必要があったのである。

RosenzweigはP-Fスタディ（The Picture-Frustration study）の開発や

研究法など、幅広く心理学に貢献したが、初めて多様な精神療法に共通する隠れた治療的要因に注目したことでも知られている。1936年に出版された"Some implicit common factors in diverse methods of psychotherapy"[2]は共通要因について扱った初めての論文であった。それぞれの精神療法のアプローチに特有な介入技法だけではなく、その背後に共通して働く暗黙要因が存在すると想定し、気持ちを表出できる場、安全な治療関係、セラピストの性格、一貫して示される公平で治療的な原理、心的な出来事への代替的な解釈などが共通要因だと考えた。

　1940年、米国矯正精神医学会（American orthopsychiatry society）の学術総会では「精神療法における共通分野」と題してパネルディスカッションが行われ、アプローチの異なる精神療法の間には相違点よりも類似点のほうが多いことで合意し、とくに共通している点として、①目指している目標、②治療関係が中心的な役割を果たしていること、③決断に対する責任は患者側にあること、④焦点は患者の自己理解を広げることの4点を共有した[5]。興味深いことに、発表者にはRosenzweigほか、Carl Rogersも登壇し児童への介入にみられる共通要因について論じた。RosenzweigはRogersの来談者中心療法の発展に少なからず影響を与えたと考えられている。

⋮⋮ 精神療法の共通要因の探索

　共通要因の研究は、次の20年間に、実証的な比較研究などを踏まえ、より理論的に確かなものとなった。とくにジョンズ・ホプキンス大学のFrank, J.D.は共通要因研究に最も貢献した学者の1人とされている。

　1961年、精神療法の共通要因を扱った著書"*Persuasion and Healing*"[4]のなかで、クライエント側の期待感（Expectation）とプラセボ効果（Placebo effect）の治癒的な働きについて発表し、クライエント要因が精神療法の有効性に大きく関与していることを示した。さらに、Frank

は、伝統的な精神療法、集団療法、家族療法、入院治療、薬物療法、医療一般、未開発地の民間治療、カルト集団や原理的宗教体験など、あらゆる治癒的な活動を幅広く調査し、それらに共通する癒しに貢献する要因を探り、薬品名は異なっていても成分は同じというたとえを用いて、表面的には異なっていても、効いている要因（成分）は同じと結論づけた。精神療法は、鎮痛薬のアスピリンが痛みを緩和するように、脱道徳化（Demoralization）が問題を軽減しているとした。

　また、Frankは有効な精神療法には、①感情のこもった、信頼できる関係、②癒される環境、③クライエントの症状に対するもっともらしい説明や理由づけ、または理論的なスキーマや神話と問題解決のための手続きか儀式の処方、④クライエントの健康を回復させるための道具となるセラピストとクライエントの両方が参加できる儀式または活動の４つが共有されていると主張した。このように、共通要因には、セラピスト要因、さらにはクライエント要因も含まれることになった。

精神療法の共通要因：ビック４と共通要因

　Frankなどによる共通要因の研究はさらに広がりを見せ、実証的な量的研究の結果から、精神療法の効果に貢献する４つの治療的な要因が同定された。Lambert, M.J.[6][7]は長期間に渡り効果研究の結果について厳格に調べあげ、治療効果への貢献度をパーセンテージで示した。それらの４つの治療的な要因、「ビッグ４」の貢献度は、①精神療法以外の要素（40％）、②共通要因（30％）、③希望、期待感とプラセボ効果（15％）、④特定の精神療法のモデルや技法（15％）であった。特定の精神療法のモデルや技法はそれほど精神療法の治療効果に貢献しておらず、そのほかの要因のほうが重要であることを示したことになる。

　具体的には、①精神療法以外の要素とは、クライエントが持ち合わせている性質や能力のことで、問題解決力、自我の強さ、内省力、自然治

癒力、問題に焦点化する力、ソーシャルサポートなどを指し、さらに精神療法以外の出来事として、ラッキーな出来事、素晴らしい本との出会いなどが挙げられている。②共通要因には、治療関係やセラピストの共感、温かさ、肯定的態度、受容、誠実さなどが並ぶことになる。多くの研究の結果は、共感は治療関係を構築するために必要不可決としている。またポジティブ行動の多いセラピストのほうが治療効果が高い。ポジティブ行動とは、温かい言葉がけ、理解を示す、褒めるなどである。一方、ネガティブ行動とは、けなす、批判する、拒む、無視する、攻撃するなどである。③希望、期待感とプラセボ効果に関しては、クライエントが治療を受けているという自覚が関係しており、自覚がクライエントの期待感と治癒力を誘発しプラセボ効果を生むと説明している。④特定の精神療法のモデルや技法に関する要因であるが、具体的にバイオフィードバック、催眠、そのほかの特定の精神療法のモデルや技法自体の効果は二次的で、誰がそれを施術するかのほうが重要であると報告されている。どうやら、精神療法においてはなにを伝えるかよりも誰が伝えるか、また特定の精神療法のモデルや技法よりも治療関係のなかで起こることがより重要だということがわかってきたことになる。

　Lambertはこの研究発表のあとに②の共通要因（Common factor）を関係要因（Relationship factor）と命名し直しているが[7]、それは共通要因として挙げられた要因が治療関係のなかでのみ起こりうると考えられたからである。共通要因に含まれる要因はなにかなどについては、今後さらにメタ分析などを通して明らかにしていく必要があるが、その後のWampold, B.E.[12]の研究では、②の共通要因（のちの関係要因）の中身をクライエント要因、セラピスト要因、そして治療同盟要因の３パートで理解すること、さらにLambertが15％とした④の特定の精神療法のモデルや技法に関する要因は治療効果に対して１％しか貢献していないことを示した。さらに、Lambertによって示された「ビッグ４」の貢献度のパーセンテージは固定的ではなく文脈に応じて変動すること、ま

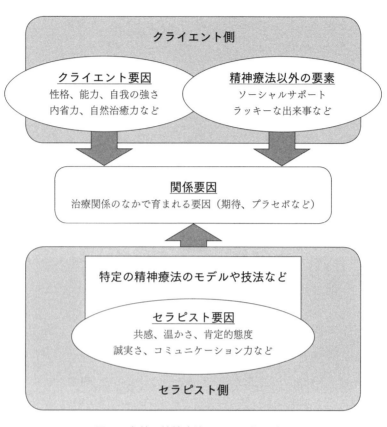

図1　有効な精神療法における共通要因

た、セラピストとクライエントの間で起こるやり取りや力動、治療的な過程（プロセス）が重要であることが示された。図1は、共通要因の研究についてまとめてみたものである。

：「共通要因」アプローチ

　近年、「共通要因」の研究はさらに進み、このトピックについての論文が膨大に蓄積してきている。結果的になにが共通要因なのかから、どのように実際に精神療法のなかで機能するかに焦点が移行しつつある。

そして、共通要因を基盤とした精神療法のアプローチとしてCFアプローチ（The Common Factor approach）が提唱されている。CFアプローチについては、いまだ誤解が多いが、基本的にはすべての有効な精神療法のなかには、成分として共通要因が含まれていると考える[9]。単に支持的精神療法のことを指しているのではなく、治療関係が精神療法のすべてだと主張しているのでもない。また、エビデンス・ベースト精神療法に対する応用も重要な課題となっている。Laska, K.M. ら[8]は、CFアプローチについて以下のように説明している。①すべて有効な精神療法はCFアプローチの成分を含んでいること。②関係要因（Relational factor）は精神療法の効果を予測すること。関係要因とは、共感、ゴールの共有、協働関係、治療関係などである。セラピストによって、CFスキルの差があるが、CFアプローチは治療効果を向上させたり、セラピストの介入をよりスキルフルに、また確かなものにする。③予測することができるということは、意識的に治療を有効にすることができるという意味であって、支持的精神療法やプラセボ効果とは異なる。

共通要因を精神療法訓練に応用する

　共通要因の研究は精神療法に深みを与えるさまざまな示唆を与えてくれる。精神療法はある意味で、土台となる共通要因のうえに、精神療法の各アプローチがのっている二層構造になっていると考えることもできる。それぞれの精神療法の介入を共通要因を用いて提供するときに精神療法は深みを増すと考えられる。共通要因に基づいて、さまざまな介入が実施可能になることが目標である。Bohart, A.C. ら[11]は共通要因に基づいたセラピストの訓練について論じているが、とくに初学者が訓練を受けるときの留意点、また専門家としての耳を鍛えるための重要なポイントを挙げている。

　①診断屋（Disgnostician）や介入屋（Interventionist）になるのではなく聞く耳の達人になること。診断はクライエントを外的な基準に合わせて評価することになるが、同時にクライエント自身が傷ついてダメージを受けていることも覚えておくこと。したがって、病理学と診断をクライエントに提供する前に、セラピストはクライエントとかかわるためのコミュニケーションスキルを習得したほうがよい。精神療法の治療モデルと介入テクニックを覚える前に対話のコツとコミュニケーションスキルを習得することが重要である。治療モデルと介入テクニックを軽く見るのではなく、それらがクライエントの臨床的な変化と相互関係にあることを理解すること。精神療法は一般に考えられているような対面で向かい合い、ときには対決的になるイメージではなく、共同作業というイメージで考えるとよい。セラピスト対クライエント、セラピスト対問題、または障害ではなく、セラピストとクライエントがパートナーとなってクライエントの生活のなかに見える障害物に協働で取り組むのである。

　②「聞く力」に価値をおくこと。初学者のセラピストは聞くための訓練を3名で行う三角方式のロールプレイで練習するとよい。クライエント役、セラピスト役、そしてオブザーバー役を演じるのである。対話が始まり、介入方法などを試す際に、訓練を受ける者はそれぞれの役割から評価することを学ぶことで、複数の異なる立場から見る目を育てることができる。

　③沈黙に慣れること。沈黙はクライエントに考えてもらいたいことがあるときにはとくに重要である。セラピスト自身が（クライエントに対するみずからの）反応に敏感になること。そして、（沈黙を利用して）新しい可能性をイメージしたり、変化をイメージしたりすることを学ぶようにする。

　④訓練を受ける者自身の「聞く力」と「かかわる力」を理解するために、クライエントからのフィードバックを受けるようにする。なぜ

ならクライエントがどう感じ取っているかによってセラピーが変わるからである。そして、クライエントが聞いてもらっていると表現するまでは、聞いていることにはならないのである。

米国におけるセラピストの訓練

　前のセクションでは精神療法の共通要因について歴史的に概観し、共通要因についての解釈の変化やCFアプローチについて解説した。また、CFアプローチを基盤としたセラピストの訓練における留意点を紹介した。ここでいくつかの疑問が生まれてくる。米国では、実際に、セラピストの訓練をどのように行っているのだろうか。個人差はあるにせよ、米国における精神療法の訓練の仕組みを知ることで、米国のセラピストが精神療法の二層構造の土台部分をどのように築き上げているのかを知ることができると考える。

理想のセラピスト

　1949年、米国のデンバー州ボルダーで、専門家が一堂に会し、精神療法の将来像と訓練についての議論がなされた。「ボルダー会議」である。この会議では米国における博士レベルのセラピストである「クリニカル・サイコロジスト」について話し合われたが、その内容はセラピスト全般にも応用できるものである。ボルダー会議でセラピストの理想像として提唱されたのが、「サイエンティスト・プラクティショナー・モデル（Scientist-Practitioner model）」であり、セラピストは独断と偏見にとらわれず、科学的な目をもって現象を眺め、実証的に有効な介入方法を選択し、被援助者のニーズに沿った臨床を行うことが求められるようになった。それでは、現在その理想のセラピストはどこにいるのだろうか。

　通常、米国でクリニカル・サイコロジストになるためには米国心理学

会の認可を得た大学院、または専門職大学院に入学することになる。入学後はリサーチ・コースかクリニカル・コースかに振り分けられる。サイエンティスト側がリサーチ・コース、プラクティショナー側がクリニカル・コースと考えることができる。リサーチ・コースは臨床訓練だけではなく実証的な研究方法などを身につけることが求められる。学位は学術学位のPh.D.（Doctor of Philosophy in Psychology）であり、卒後は大学教員、または研究職を目指す。一方のクリニカル・コースは、研究よりも臨床訓練に重きがおかれ、学位は職業学位のPsy.D.（Doctor of Psychology）である。将来的にはセラピストとして開業、またはクリニック、病院などで働くことになる。ある意味でボルダー会議で示されたサイエンティスト（科学者）・プラクティショナー（臨床家）モデルはクリニカル・サイコロジスト全体で考えれば実現しているが、二極化しているともいえる。サイエンティストたちは臨床研究を生業とし業績を積み重ね、プラクティショナーたちは臨床に勤しみ研究とは一線を画すという構図である。

　さて、臨床訓練であるが、大学院のプログラムは5、6年で修了することになる。はじめの2年間は両コースの学生はほぼ同じ内容の訓練を受け、3年目から専門性が強調される。2年間の共通訓練期間は、臨床心理学の基礎知識を学ぶことと基礎技術の訓練にあてられる。言い換えれば、精神療法の土台となる共通要因を固める期間である。コミュニケーションスキル、対人マナー、グループによる体験学習、精神療法の手続きなどを学び、2年間を終えた時点で審査され、基本中の基本の部分に問題がないと判断された学生は3年目に進み、それ以外は修士号を取得して修了となる。つまり、2年間の共通訓練期間を無事に通過できた学生は、多少の差があるにしても一様に人間関係スキルやコミュニケーションスキルなどの共通要因が備わっていることになる。

　ここで、基礎訓練の2年間の内容について簡単に触れておきたい。重要な訓練としては、まず話を最後まで聞く、対話のなかから重要なポイ

ントを選び出す、普段の対話をケアの対話に変える、感情を同定する、言葉を出す順番を意識するなどの練習から始めて、共感練習、質問練習、対決練習などリストは続く。

　3年目からの専門教育は共通要因の面で及第点を得た学生のみを対象に行われることになる。専門教育が始まってからは、外部で実習をしながら、精神分析、認知行動療法、家族療法、行動療法などさまざまな精神療法のクラスを履修することになるが、それらはクラスとラボが分かれており、クラスで治療原理や介入技法などを学び、ラボでは実際のクライエントとの面談の録音、録画などを用いて、徹底的な臨床指導とスーパービジョンが行われることになる。そして、最終学年は専門施設での1年間のインターンシップになる。重要な点として、専門教育は基礎のできた者にのみ行われるという点で、言い換えると、共通要因を習得したセラピストの卵だけが専門的な技術を覚えるということである。そこでは、それぞれの精神療法のアプローチに特化した介入スキルをCFアプローチを用いてできるようにすることが目標になる。つまり、CFアプローチの精神療法を実施するのではなく、さまざまな精神療法をCFアプローチで実施できるように訓練するということである。

スーパービジョンの役割

　米国のセラピスト訓練の要はスーパービジョンだといっても過言ではない。大学院では毎週、個人およびグループスーパービジョンが行われ、さらに実習現場でも同様にスーパービジョンが行われる。スーパービジョンは、実臨床への応用のために行われる。精神療法の治療原理や技法のチェックはもとより、見立ての仕方、対話のコツ、質問の方法、そのほか順調に面談が進まないときには、臨床の知恵や裏技を伝授してもらうことになる。学生は入学して卒業するまでの5、6年間に行われる臨床訓練のほとんどを個人スーパービジョンとグループスーパービジ

ョンつきで実施することになり、ここでも実地訓練を通して共通要因を学ぶことになる。質の高いスーパーバイザーに出会うことはその学生の臨床家としての将来を占う意味でも重要なこととなる。ここで忘れてはいけないのが、米国の場合、スーパービジョンを受けないでスーパーバイザーになる者は皆無であること。また、教育分析は卒業要件の1つになるので、自分がクライエントになった経験のないスーパーバイザーも誰一人いないということである。

∴∴∴ おわりに

　本章では、精神療法における共通要因について歴史的な流れに沿って概観した。紙面が限られているため、治療関係などのくわしい内容にまでは踏み込むことができなかったが、クライエントとセラピスト、その二者によるやり取りによって起こるプロセスの重要性やソーシャルサポートなどの精神療法以外の要因も有効性を高めるためには必要不可欠であること、さらに米国におけるセラピストの訓練を紹介することで、米国の精神療法に共通要因が内在される仕組みを示した。共通要因の研究はセラピストの質の向上のために必要であることは疑いのない事実であるが、同時に共通要因の研究はますます細分化され、非常に豊かな内容になっているため、すべてを把握し実践することは難しい。最後に、日本で精神療法を学ぶときに気をつけるべき落とし穴があることを指摘しておきたいと思う。

　1つめの落とし穴は、元来、米国の専門書は研究者（Ph.D.）が書いているということである。研究者は常に新しい、最先端の研究課題を追いかける傾向がある。つまり、「最新の……」「話題の……」に引っ張られてはいけないということである。実は大部分のセラピストは通常、極力当たり前の精神療法をやっており、臨床現場では共通要因を駆使しながら十分な効果を上げているのである。

　もうひとつの落とし穴は、米国の専門書の読者はライセンスを取得した専門家のみだという点である。米国のセラピストは業務独占である。ライセンスをもたずに精神療法を実施した場合は罰せられる。つまり、読者は共通要因をある程度身につけた専門家であるため、その本に共通要因についてくわしく書かれていることはない。さらに、邦訳される本は、薄くて安価で売れる物が選ばれる傾向がある。名著であっても厚くて高い本は倦厭される。

　したがって、真の意味でのCFアプローチを目指すのであれば、1番の近道は正式なスーパービジョンを受けることである。見立てだけではなく耳を鍛えることができるように指導してもらう。ダメ出しだけではなく、すでにもっている共通要因を伸ばしてもらうことが重要である[10]。

　日本でセラピストとして成長したいと希望した場合、スーパービジョンを受ける以外にどのような方法があるだろうか。2つめは教育分析を受けることである。実際に自分が精神療法を受けること以上に精神療法がわかる方法はない。海外では、自分が精神療法を受けることがセラピストになるための必須の条件である。優れたセラピストの精神療法を実際に体験し、よいセラピーを真似をすることから始める。

　3つめは、新しいものに容易に飛びつかないことである。これまでにいろいろな精神療法が開発されているが、開発者は伝統的な療法をある程度習得してから独自の療法を開発している。同様にまずはセラピストとしての軸を作ってからでも遅くない。安易に新しいものに挑戦すると根のない浮草になってしまう。日米の訓練システムの違いを鑑みて、じっくりと共通要因部分を構築する機会がないのであれば、まずは聞く耳を育てるためにコミュニケーションスキル訓練から始めてみるのも手である。意識して聞く、黙る、質問するだけでも、なんとなく対話しているよりは治療的である。

　さらに伝統的な支持的精神療法をしっかりと学んで共感力を高め、力動的精神療法や家族療法などを習得することで、精神療法のなかの治療

関係を使うことができるように鍛えられる。そうすることで、現代的な
精神療法にさらに命を吹き込むことができるのではないだろうか。CF
アプローチの原則でいけば、世にある精神療法は共通点のほうが多く、
相違点のほうが少ないのである。有効な精神療法には共通要因がすでに
含まれている。ひとつの精神療法をきわめていけば、おのずとほかも見
えてくるはずである。

〔文　献〕

（1）Eysenck, H.J.: The effects of psychotherapy: an evaluation. *J Consult Psychol* 16: 319-324, 1952.

（2）Rosenzweig, S.: Some implicit common factors in diverse methods of psychotherapy. *Am J Orthopsychiatry* 3: 412-415, 1936.

（3）Rosenzweig, S.: A transvaluation of psychotherapy: a reply to Hans Eysenck. *J Abnorm Psychol* 32: 298-304, 1954.

（4）Frank, J.D.: *Persuasion and healing: comparative study of psychotherapy*. Johns Hopkins University Press, 1961.

（5）Watson, G., Adler, A., Allen, F.H. et al.: Areas of agreement in psychotherapy: section meeting, 1940. *Am J Orthopsychiatry* 10: 698-709, 1940.

（6）Lambert, M.J.: Implications of psychotherapy outcome research for eclectic psychotherapy. In: Norcross, J.C. (ed.): *Handbook of eclectic psychotherapy integration*. pp. 436-462, Brunner/Mazel, 1986.

（7）Lambert, M.J.: Psychotherapy outcome research: implications for integrative and eclectical therapists. In: Norcross, J.C., Goldfried, M.R. (eds.): *Handbook of psychotherapy integration*. pp.94-129, Basic Books, 1992.

（8）Laska, K.M., Gurman, A.S., Wampold, B.E.: Expanding the lens of evidence-based practice in psychotherapy: a common factors perspective. *Psychotherapy (Chic)* 51: 467-481, 2014.

（9）Laska, K.M., Wampold, B.E.: Ten things to remember about common factor theory. *Psychotherapy (Chic)* 51: 519-524, 2014.

（10）堀越勝、野村俊明『精神療法の基本──支持から認知行動療法まで』医学書院、2012年

（11）Bohart, A.C., Tallman, K.: Clients: the neglected common factor in psychotherapy. In: Duncan, B.L., Miller, S.D., Wampold, B.E. et al. (eds.): *The heart and soul of change: delivering what works in therapy*. pp.83-111, American Psychological Association, 2010.

（12）Wampold, B.E.: The great psychotherapy debate: models, methods, and findings. Lawrence Erlbaum Associates Publishers, 2001.

[第 7 章]
精神療法のいろいろな学び方

市橋香代

はじめに

　本章では、精神科の専門研修医（専攻医、以下研修医として記載）を念頭において、精神療法についてどのように学ぶか、という観点からさまざまな可能性について述べる。おおむね失敗も含めてみずからの経験をもとに記載したものである。これから精神療法を学ぼうとされている方の少しでもお役に立てれば幸いである。

　精神療法のいろいろな学び方を考えるにあたり、専門的な「療法（セラピー）」に限らず、まずは職場における円滑なコミュニケーションや部下に対するわかりやすい働きかけ、教育や子育て場面での言葉がけの学びについて考えてみたい。これらの場面で有用な言葉がけを、私たちはどうしたらうまく身につけることができるのだろうか。あるいは、言葉がけのうまい人はどんなところが違うのだろうか。

　そもそも、礼儀正しさや挨拶を含めた日常用語でのコミュニケーションを円滑に行うことは、専門職として、という以前に社会人として要求されているものである。おそらく私たちは日常生活のなかで家族など周りの人の様子を見ながら、状況に応じた立ち居ふるまいを学んできている。育ちがいい、とまではいかなくても、礼節が身についた人というのはそれだけで強みをもっているといえる。そして、普段から話しかけるタイミングがわからずに挨拶ができないとすれば、そこから努力する必

要がある。

日常生活場面ではいくつかの文脈が同時に発生しており、背景も含めて自分たちを俯瞰しながら会話（もしくは対話）を構成することが要求される。また、ある程度主語がなくても流れから状況を把握する力は要求される。物事を正確に理解しようとするあまり、会話のなかでひとつひとつ主語を確認するような応答をしていると、やり取りが滞る。反面、通常医療現場では、安全管理の観点からも主語を確認する慎重さが要求される。私たちはこのように場面に応じて反応を使い分けている。

比較的構造の保たれた面接室や診察室などの、密室かつ少人数でのやり取りにおいても、会話／対話*¹の前提として、いま話している場面は全体においてどのような位置づけにあるかを把握することが大切である。会話や対話は話される文字情報（コンテンツ）よりも、背景にある文脈（コンテクスト）のなかで意味を生成する。同じ発話でも状況が異なれば、違う意味や展開が生じることが大前提となる。とりわけ医師は、重要なコンテンツを多く身につけることが要求される教育を受けてきているため、若干のシフト・チェンジが必要となる。「精神療法」というやり取りに基づく相互作用的なアプローチを学習するにあたり、まずこの点を意識する必要があるだろう。面接場面では「いまこの場」にいる自分を意識しながら、事態を眺める習慣をつけたい。

しかし一方で、言葉に窮することの多い初心者にとっては「あまり外れない受け答え」の手札をもっていることが安心感につながるというのも否定できない。病棟や外来でのほかのスタッフの言葉がけを見て、使いやすい言い回しを盗み、いくつかの発言の選択肢をもっておくことはおそらく役に立つだろう。

ところで、私たちは往々にして、「たいへんでしたね」「つらかったですね」など「共感」という意図のもとで、比較的定型的に発せられる言

葉が思ったように相手へ届かない場面に遭遇する。通常は研修１年目の
どこかで、自分の発した言葉が思ったように相手へ届かなかったことに
気づけるようになる。汎用性のある大きく外さない言い回しとしてスト
ックできる、相手をあまり選ばない物言いのレパートリーというのは、
その程度の運用と割り切る必要があるだろう。

　それでは、日常会話と精神療法におけるやり取りはどのような点が異
なるのだろう。精神科医が自分の友だちの話を一所懸命聞いているとき
と、患者さんの話を一所懸命聞いているときとでは、どんな違いがある
のだろうか。一般に「傾聴」といわれる対応は、相手が誰でも行われる
ことがあるだろう。そして相手が友だちであれば、自分の考えをオープ
ンにそのまま伝えることもあるかもしれない。一方治療場面では、受
容・共感を超えたその先にある望ましい変化が期待されている。受容と
共感に関する奥深い話は成書に委ねるが、対人援助の専門職では「なに
を言うか」だけではなく「なにを言わないか」というところに、より専
門性が発揮されると思われる。

状況に合わせて相手を理解するというのはどういうことか

　さて、私たちは日常生活のなかでどのくらい「早合点」や「決めつ
け」を行っているだろうか。これは「察しのよさ」と表裏の関係でもあ
る。親しい間柄ですべてを言わなくてもわかってもらえる関係は、それ
だけで貴重なものだ。夫婦間のコミュニケーション・パターンで時とし
て問題が生じるにせよ、家族や親しい人が相手であれば、おおよその反
応が予測でき、自分が思ったこととそれほど結果がずれることはないか
もしれない。しかしながら、患者さんやそのご家族と私たちはそういっ
た関係ではない。私たちの想定が外れていても、先方が遠慮してなにも
言わずにこちらの言い方に合わせてくれる、ということも発生しうる。

　このような患者さん側からの「善意」は、問診レベルの対話ではそれ

ほどの問題とならないこともあるが、うっかり、ステレオタイプな物の見方からくる「決めつけ」のような発言をこちらからしてしまうと、後々の治療的な関係構築に支障をきたすことはありうる。

　なお、筆者がつい言ってしまいがちな、ステレオタイプな声がけとは下記のようなものである。

- 手首を切るとこころのつらさが和らぐのでしょうか。
- 誰かに気持ちを吐き出したらスッキリするのではないでしょうか。
- 学校なんて行かなくても大丈夫だと思うのですが。
- 体重で人間の価値は決まらないと思います。
- 家庭環境がたいへんでご苦労されたのですね。

　これらの文言は当人から話してはじめて意味をなすのである。占い師のように言い当てて、「この人は自分のことをわかってくれている」と思わせて関係性を作るということが、稀には起こる。しかし、誘導尋問のような組み立てで話が進んでしまうと、以後のやり取りはこちら側の考えの域をなかなか出ず、結果として治療の進展が滞りかねない。むしろ「その言い方はいまの自分の状況にフィットしない」と言ってもらえれば、次の展開につながりやすい。相手からこのような有用なフィードバックが得られた際には、助けてもらったと考えるように習慣づけられるとよい。

　そもそも患者さんは、いくら治療場面であっても、いま目の前にいる相手に対してどこまでなにを話すか、ということを適宜判断している。たいていの人は「相手はどこまでわかってくれるのだろう」という疑問を抱きながら話を進めるはずであり、初対面の場合はなおさらである。援助者役割であってもこちらが評価される対象にもなっていることを忘れないようにしたい。患者さん側が話す労力を払うということは、自分たちの状況を好ましい方向へ変化させたいという思いからであろう。と

表1　精神療法の学び方のいろいろ

	治療者個人の要因に焦点化した学び	他者のやり取りに臨席することで湧いてくる学び
実際の患者を想定した学び 予診・陪席 直接的SV 間接的SV 症例検討	・自分の発話、意図を含めてやり取りを振り返る ・治療の方向性について検討する ・患者からのフィードバックを得る	・事態に対する多角的な視点を得る ・いろいろな立場の感情や思考を経験する
総論的な学び 書籍・映像 演習	・自分のふるまい方について学ぶ ・会話の方向性や基本的な考え方の幅を知る	・言葉がけ／こなれた言い回しを練習する ・他者目線での感情・思考をたどる経験をする

すれば、質問する側としては、「自分がなぜその質問をしているのか」に関して意識的となり、なんのためにその情報を得たいのか、なにについてもっとよく理解したいのかを常に意識する必要があると思われる。

　以下に考えられうる精神療法の学び方について順次述べる。どこの教育研修機関でもおおむね経験できるものもあれば、実施にあたってはなんらかの工夫が必要なものもある。また、みずから機会を探して学びにいかないと経験できないものも含まれている。精神科の専攻研修を想定しているため医師を前提としているが、読者の状況に応じて読み替えていただけると幸いである。各設定における学び方の例を表1に示す。

精神療法：患者さんベースの学び

（1）予診

　初診患者さんなどで行われる予診は、ポイントを絞って問診をするトレーニングのひとつである。と同時に、予診時の自分の声がけと本診時の指導医の声がけを比較して患者さんの反応を確認することができる。同じことを聞いていたつもりでも返答が異なったりすることを観察でき

る絶好の場である。もちろん２回目の問いかけということで返答が異なる場合もあるのだが、注意深く本診医の発話を聞いていると、助詞など細かな言葉の使い方が自分と異なることに気づくかもしれない。情報収集という観点だけでなく、まずは自分がどのような言葉遣いをして、それに対してどのような返答がくるかを認識しておくことが大切になる。陪席による学習ポイントについては下記に述べる。

（２）陪席

　陪席というのは「目上の人と同席する」という意味の言葉である。指導医の面接の陪席（面接場面に同席）は多くの研修場面で比較的取り入れられている手法である。かつては陪席しながらカルテの記載をすることを「シュライバー（Schreiberはドイツ語で「書く人」の意味）」といい、多くの施設で研修の一翼を担っていた。指導医の面接のなかでどの部分を必要と思ってどんな文脈で記載する（できる）かで、研修医の理解の程度がわかる。指導医からのフィードバックが得られたら、どのようなポイントに留意して話の筋を摑むかを学ぶことができる。

　当然ながら、教授（に限らず指導医）の診察に陪席して仕入れた発言を、研修医が同じように同じ患者さんに言ったとしても、通常は同じようには響かない。初診患者さんであれば、「教授」という肩書からくる希望や期待の影響もあるだろう。再診外来の患者さんであれば、背景には患者さんと主治医である教授のやり取りの歴史がある。ほかの患者さんに直接使えることはあまりないかもしれないが、文脈を想像しながらやり取りを観察することは勉強になる。

　ほかの医師の診察に立ち会うというのは、研修医のうちでないとなかなか経験できないことである。指導医によりさまざまなスタイルがあるだろうし、指導医でも思ったようにいかない場面を見ることができるかもしれない。自分が治療者の立場であればどのような返答をするか、ほかに聞いてみたいことはどんなことか、などを考えながら陪席し、あと

で一緒に振り返えれば、さらに学べることが多いと思われる*²。

（3）陪席×グループ実習

　設定を整える必要があるが、筆者がかつて家族療法のグループ実習（大学院生のトレーニング）で経験したものを紹介する。5人程度の実習生が指導者の面接に観察者として参加する。面接がひと段落した途中休憩（ブレイク）中に、実習生同士で、自分だったらどんな質問をするかを出し合い、出てきた質問をホワイトボードなどに箇条書きで書く。患者・家族は実習生の話し合いを黙って聞いている。ブレイクのあとに、患者・家族はホワイトボードを見ながら、答えたい質問に答える。実習生はどの質問が患者・家族にフィットしたかを確認できる。答えたい質問を患者・家族が選ぶことによって、患者・家族がより話したい方向やテーマに会話をもっていくことができる。

　この構造はリフレクティング・チーム⁽¹⁾を参考に練られたものである。実習生は「こちらの方向に話を進めたらいいのではないか」という自分の仮説をぶつけながら、患者・家族の反応を目の当たりにして、話の展開に役立つ質問を学ぶことができる。これらの学びを役立てる際に重要なのは、「自分がどうしてその質問をしようと思ったのか」ということを確認するプロセスである。振り返りで多くのことが学べるため、頭と感性を働かせながら、ある程度の時間を費やす必要がある。指導者は実習生の思考を丹念に追うことが求められる。

（4）直接的なスーパービジョン

　自分の面接場面を指導医に見てもらい、その場で直接的な指導を受け

---

*2　この注を付すことは憚られるが、研修医として陪席する際に、1番気をつけるべきは「寝ないこと」である。前日の業務や体調などの理由により、患者さんに不快な思いを抱かせる可能性があると考えられる場合には、失礼ではあるが、陪席せずに退出したほうがよい。

る研修は、面接方法の習得としては最も透明性が高いものである。指導医と一緒に面接を行ってフィードバックを得る方法や、ワンウェイ・ミラー、映像を用いて面接を観察してもらい、随時指導やコメントを得るなどのやり方がある。面接場面の様子を伝える段階で情報のズレがないため、1番現状に即した指導になり、身にもつきやすい。リアルタイムで患者さんにフィードバックすることができる。

　もちろん、指導医の仮説が常に正しいとは限らない。そのあとの流れも含めて学ぶ視点をもつことが重要である。より患者さんの役に立つ言葉がけを追求するのであれば、リフレクティング・チーム等の形式を参考に、面接を見ていて感じたことを研修医と指導医が話し合う場面を患者さんに見てもらうという設定をして、それに対する患者さんの意見を聞くという方法も1つの選択肢となる。

　指導医が面接場面に同席できる状況は限られているし、時間が経って改めて振り返ることで別の気づきが得られる場合もあるが、直接的なスーパービジョンが自分の面接を磨く格好の設定であることは間違いない。

（5）間接的なスーパービジョン

　間接的なスーパービジョンとは、自分の面接場面を（音声や画像、逐語録などで）記録し、それを指導者が見たり聞いたりして指導を行うものである。スーパーバイザーと1対1で行われるものもあれば、複数のスーパーバイジーが一緒になってグループで行われるものもある。本書で述べられているTPAR（Training in Psychotherapeutic Approaches for Residents）は、グループスーパービジョンにチューターが加わって行われるスタイルである。

　音声や画像を用いれば、文字以外の情報（表情や声の調子なども含めたその場の雰囲気）も伝わり、実際の面接に近い状態を伝えたうえでの指導を受けられる。また、みずからの面接を客観的に眺めることは本人

にとっては「自分が思っていたことと実際の様子はこんなに違う」ということを実感できる機会にもなる。

　準備のためにケースをまとめる際に、自分と患者さんのやり取りを振り返り、自分がなにを考えていたのかを思い出すことができる。スーパービジョンの場では、スーパーバイザーとのやり取りを通して自分のなかに新たな感情が湧いてきたり、別の考えが得られたりすることもあるかもしれない。スーパービジョンが終わったあとに自分で考えてみると、さらに別のことを思いつくかもしれない。

　スーパービジョンをなんのため、誰のために行うかという観点には、大きくわけて2つある。主に患者さんの治療に際してより有効な働きかけを考えるケース・コンサルテーションに近いものと、治療者自身の特徴や課題に向き合うようなタイプのものである。両者を厳密に分けて実施する文化もあるだろう。TPARでは通常両者は混在しており、その比重がスーパーバイザーやスーパービジョンごとに異なっている。

　患者さんへのフィードバックという点では、スーパービジョンを経て、最終的に患者さんとのやり取りにどのような影響があったかを意識することが重要である。スーパービジョンの場面で取り上げられたことが、反映される場合もそうでない場合もあるだろう。自分はなにをして、なにをしなかったのか。自分という媒体を含めて、どのような働きかけがフィットしていたかを振り返る。その時々での自分の振り返りを蓄積し、ひとつの面接をさまざまな角度から眺めることができるようになると、多角的な視点を育む下地が作られるだろう。

　一方で、このようなスタイルのスーパービジョンは患者さん本人が参加しているわけではないので、そこで話されることは、スーパーバイザーとスーパーバイジー（そしてTPARの場合にはチューターも含めて）のある種のファンタジーとなる。実際の患者さんにフィードバックしてみて、はじめてどのような影響があったかが判断されるべきである。スーパービジョンの場で予想されたことと、患者さんの反応が異なる場合

にスーパーバイザーの言葉に拘泥しすぎてしまうと、以後の診療が噛み合わなくなるかもしれない。当然ながら、治療に関する責任の所在は治療者にある。よりよい学びにつなげるには、スーパーバイザーの話す内容だけでなく、やり取りを通じて自分に起きたことを観察し、患者さんの反応まで観察して咀嚼する姿勢が大切になる。

（6）事例検討（間接的なスーパービジョン×グループ）

　事例検討にはさまざまなスタイルがあるが、基本的には患者さんに還元されるべき見立てや治療方法を検討する場であり、提示者にとっては間接的なスーパービジョンとなる。職場内で行われるものであれば、治療方針について参加者みんなが一緒に考えることが主体となるだろう。

　一方、職場外などで直接治療に携わってない事例検討会に参加する機会があったとする。事例検討の目的が精神療法的な働きかけについて考えるものや、提示方法に逐語が出ている場合などは、精神療法について学ぶチャンスである。まずはほかの人のやり取りを知ること自体が勉強になる。そして、自分が担当だったらどのような言葉がけをするかを主体的に考えて参加するのも役に立つ。できれば、先の展開を（資料はあってもあえて見ずに）予測しながら参加すると、自分の仮説がどの程度近いかを答え合わせしながら参加することができる。

　筆者は早合点に関して慎重であるべきということを前述した。しかし、治療に携わらない事例検討会への参加では、心のなかでいろいろな早合点をしてみて、答え合わせをしながら進めるというやり方ができる。仮説と検証をこまめに行うなかで、自分が一旦立てた仮説に固執してしまう傾向があることなども発見できるかもしれない。他人事として「客観的」「中立的」な立場での参加とは真逆の体験である。

⋮⋮ 精神療法：総論的な学び

（1）書籍や映像を通じた学び

　精神療法に関係した書籍は巷にあふれている。おそらく精神療法に携わるほとんどの臨床家は、自分の根幹を作ったと思える書籍をいくつか挙げることができるだろう。基本的な考え方や注意点、扱われる問題に対する考え方や着目点、事例を通した働きかけの具体例など、学べるところが多い。さらにマスター・セラピストの面接（デモンストレーションや記録された映像）を見ることができれば、五感から入力される情報も含めた学びが得られるだろう。

　もちろん、本や映像のなかのセラピストと同じようなことをしても状況が違うので、うまくいくとは限らない。その点は前述の陪席での学びと同様である。ただ、ある程度完成されたアプローチや流儀には、一定の確率でうまくいくエッセンスが含まれていることが多いため、自分の状況とマッチングすれば役に立つこともある。また、基本的な考え方や留意点などがまとめられているので、自分が面接する際の指針となるだろう。

（2）演習を通した学び

　国内外を問わず、熟練した講師によるワークショップなども、面接技法を習得するよい練習になる。とりわけ演習を通していろんなアプローチや声がけを学んだり、自分のクセに気づいたりすることで、予想以上の学びが得られることも多い。練習という設定であれば、普段はなかなか言えないような言い回しを使ってみて、自分が想定したことと相手の感想がどう異なるかを話し合うことができる。演習ではこの振り返りが大切で、うまく進まなかったときにこそ学びが多い。

　ロールプレイなどの演習は、慣れていないとやりづらいことも多く、人によっても向き不向きがあることは否めない。しかしながら、患者さ

んや家族役をしながら他者の気持ちをなぞったり、黙っている人がどんなことを考えながら黙っているかを想像する経験は、物事を違った角度から眺めるトレーニングになる。

　観察者の役割では、文字情報以外の情報や、話の流れを摑む練習をすることができる。演習での面接のやり取りのみを観察対象とするのでなく、その際に自分に湧き起こったことに気づくことも大切である。また、自分の仮説を相手のコメントで検証し、そこからまた自分の考えを整理する、というプロセスのなかで学べるものは多い。

　一方で課題となる面接が自分の思った通りにできたかどうかに固執してしまったり、使いやすい言い回しの汎用だけで学習が終わってしまったりすると、ちょっともったいないかもしれない。自分の考えからあまり離れた発想ができないと学習が進みづらいわけだが、そんな自分を眺める視点を得ることができれば、以後の面接で役立てることができるかもしれない。

おわりに

　精神療法の学び方に関して思うところを述べた。日常生活のなかで参考になるものから、構造化された学びまで範囲は幅広いが、間口を広くして柔軟に取り込めることで患者さんやご家族の役に立つ技量を磨いていけるとよい、ということをみずからにも課して本章を終えたい。

〔文　献〕
（1）Andersen, T.: *The Reflecting Team: Dialogues and Dialogues About the Dialogues.* W.W. Norton, 1991.（鈴木浩二監訳『リフレクティング・プロセス──会話における会話と会話』金剛出版、2001年）

[第 8 章]
精神療法における心理検査

津川律子

研修医の方々に向けて

（1）医師が臨床心理検査のオーダーを発想するとき

　津川・篠竹[6]は「医師が心理検査の実施を発想するとき」を表1のように大別している。

　実際には、表1のどれかひとつではなく、いくつかが組み合わさって、心理検査が依頼されることになるだろう。医師として検査目的を検査実施者に伝えるときのポイントは、表1のように、整理しきってしまわずに、入り混じった素の気持ちのままに伝えることであると思う。明快に言語化できない場合もあろうが、曖昧なままでも、そのまま率直に伝えること、つまり素の気持ちを言語化することによって、医師としての思いを自分でも再発見できるかもしれないからである。また、心理士は医師の入り混じった気持ちを丁寧に受けとめ、治療に役立つ検査バッテリーを編成する臨床力が求められる。

　医師も心理士もお互いに非常勤といった場合、口頭で伝えたくても現実的に書類1枚でやり取りせざるをえないことなどももちろんあろうが、検査実施者とのコミュニケーションは、心理検査を精神療法に活かすという観点においては欠かせないものと考えていただきたい。

　その理由は複数あるが、まず①基本的には検査目的に従って、適切な検査バッテリーを組むことが大切であるため。また、②治療の経過のな

表1 医師が心理検査の実施を発想するとき（文献6をもとに改編）

---

1. 鑑別診断の補助（発達障害の傾向があるか、S圏かD圏かなど）
2. 治療経過の確認（治療による変化を捉える、改善に関する客観的な指標としてなど）
3. 予後の予測（環境変化の前に状態把握をする、たとえばデイケアがいいか作業所がいいかなどこの先の参考となるデータを集める）
4. パーソナリティの把握（広義には認知の歪みや現実検討力なども含まれる）
5. 心理支援（心理カウンセリング・心理療法など）を依頼する発想が前提での心理検査（そもそも適応がありか、どのような心理支援が適切か、不適切かなど）
6. 公的な書類で必要な場合（知的障害関係、障害年金の申請など）
7. 本人や家族の要望（本人や家族から受けたいという要望があり医師として検査のメリット・デメリットを勘案した結果、依頼するような場合）
8. 医療スタッフからの要望（メディカルスタッフからの要望があり、7. と同じく勘案した結果、依頼するような場合）
9. 医師の関心領域（たとえば微妙な双極II型障害を捉えるなど専門領域に関する心理検査）
10. 上級医からの助言（病棟カンファランスの前に上級医から検査実施をアドバイスされる場合など）
11. 再検査　→本章で後述
12. 精神鑑定の補助として
13. その他（治療が難渋している場合など）

かで検査の役割が違ってくる場合があるため。そして③検査からもたらされるたくさんの情報のうち、なにをどのタイミングで有効活用するのか、優先順位をどうするのかなど、治療そのものに益をもたらすため、等々である。

（2）臨床心理検査でわかること

　たとえば、問診では明らかに不眠（入眠困難、浅眠、中途覚醒）があり、睡眠薬を処方している対象者が、SDSのQ4「夜よく眠れない」で1点しか取らない（不眠が「ないかたまに」にマルをしている）ということは容易に起きる。SCTのPart II「（私の眠り）」に「良いです」と

書かれることもある。ひとつひとつの検査結果も大事であるが、臨床症状と検査結果の不一致や、各種検査間の不一致、つまり表面的に見ると矛盾する点から対象者の特徴が浮かび上がることも大事な点である。

　また、対象者は嘘を言っているわけではないのだが、なぜそのような行動が起こるのかに関する心理的なメカニズムがわかることが臨床心理検査の大きな魅力のひとつである。

　たとえば、ある大学生が道ばたにあった自転車（鍵がついたままだった）を盗って、帰宅しようとしているとき、たまたま警察官に呼びとめられ、窃盗の罪で逮捕されたとしよう。なぜ、自転車を盗ったのかという警察官の問いに対して、その大学生は「雨が降りかけていて、急いで帰宅しなければならない日で、たまたま鍵がついたままの自転車があったので」と答えたとしよう。これらは嘘や言い訳でなく、①本当に雨は降りかけていたことが、同時刻にその周囲にいた人たちから証言が得られた、②急いで帰宅しなければならない理由は、上京してきた妹と待ち合わせをしていたからであると、妹から証言が得られた、③たまたま鍵がついたままの自転車があったことは、自転車の持ち主がクリーニングを出す間、ほんのわずかの時間だったので、鍵をつけたまま道ばたに停めていたことを証言した。全部、本当のことであっても、なぜ本人が窃盗をしたのかという行動の理由はわからない。本人もわからないのかもしれない(7)。

　このような行動の背景にある心理的な特徴やメカニズムをわかっていることが精神療法に有益である。エクスナーは次のように述べている。「これらの特徴は日常の行動を観察しただけではわかりにくい。なぜならば、観察するときに焦点をあてられる行動は、心理学的プロセスの結果として得られる産物（products）だからである。一方、ロールシャッハの結果は、この行動を生み出す心理学的プロセスを反映したものである」(1)。この文章にある行動（窃盗）は心理学的プロセスの産物であり、観察していただけでは解明できず、再犯予防もできない。ただ「魔

が差した」で終わらせてしまっては、本人にも社会にも益がないように思う。

（3）検査結果のフィードバック

　臨床心理検査結果のフィードバックは、どのようにすることが最も対象者や家族に益するのかという観点から各医療機関において原理原則を決めておき、例外は主治医を中心にメディカルスタッフで話し合うことが望ましいと思う。

　主治医だけが検査結果をフィードバックする場合、主治医によるフィードバックのあとでくわしいことを心理士がフィードバックする場合、主治医の許可のもとで心理士がフィードバックする場合など、いろいろな形が考えられる。どの場合であっても、①なにを、②いまのタイミングで、③どのような支援の文脈のうえにフィードバックするかは精神療法に活かすうえでも大切なことである。可能であるならば、研修医のうちに、ベテランの心理士が対象者（または対象者と家族）にフィードバックする場面に同席ないし陪席すると、その後の自身のフィードバックに役立つであろう。優秀な検査者であればあるほど、フィードバックは乾いたビジネスライクな伝達ではなく、上からの一方的なご神託調でもなく、話し合いの様相（それこそ精神療法）を呈しているであろう。

　検査結果のフィードバックは、対象者の自己理解に役立つ。また、対象者や医師をはじめとするチーム医療のメディカルスタッフが、支援の方向性を共有するためのリソースのひとつとして提供することができ、患者や家族を含めたトリートメントに寄与する。

　次に、改めて心理アセスメントや心理検査に関する概念を整理していきたい。

心理的アセスメントとは

（1）定義と重要点

"Psychological Assessment"は、これまで「心理アセスメント」と邦訳されることが一般的であったが、公認心理師法ができ、その施行規則で定められた科目名に従って今後、「心理的アセスメント」と表記されることが増大するものと思われる。なぜ施行規則で本邦名として"的"が付けられたのかは不明であるが、原語は同じである。

"Psychological Assessment"の定義の一例として、米国心理学会（American Psychological Association：以下、APA）では次のようになっている。「心理学的な評価（evaluation）や判定（decision）、提案（recommendation）を行うために、データを集め（gathering）、統合する（integration）こと。心理士（psychologists）は様々な精神医学的問題（たとえば不安、物質乱用など）や、非精神医学的問題（たとえば知能や職業的関心など）といった様々な事柄を査定（assess）する。査定は個人的に行うこともできるし、1 対 1 でも、家族全体に対しても、集団に対しても、組織全体に対しても行うことができる。査定のデータは、臨床面接（clinical interviews）や、行動観察（behavior observation methods）、心理検査（psychological tests）、生理学的あるいは心理生理的測定（physiological or psychophysiological measurement devices）、さらにはその他の特別な検査道具など、多様な方法で収集される」[9]。

要点はいくつかあるが、最重要なのは、心理的アセスメントでは、データを集めるだけでなく、"統合する"という点である。単にデータをバラバラと集めて羅列するのではなく、統合することが肝要である。このことは、公認心理師カリキュラム等検討会がカリキュラムの「到達目標」として挙げている点のひとつとして、「生育歴等の情報、行動観察及び心理検査の結果等を統合させ、包括的に解釈を行うことができる」があり、"統合"や"包括的"という言葉が使われていることからも、

その重要性がうかがえる[8]。

（2）心理的アセスメントのひとつとしての心理検査

　前述の定義のなかで、心理的アセスメントの方法として次の5つが挙げられている。①臨床面接、②行動観察、③心理検査、④生理学的あるいは心理生理的測定、⑤その他、である。

　APAによる③心理検査（psychological test）の定義は次の通りである。「知能、心的能力（推論、理解、抽象的思考など）、適性（機械作業への適性、手先の協調性、器用さなど）、学業（読み、書き、算数など）、態度、価値観、関心、人格とパーソナリティ障害、その他、心理学者が関心を寄せる特質を測定する際に使用される標準化された手法（すなわち、検査〔test〕、目録〔inventory〕、尺度〔scale〕）」[9]。実際の臨床現場で使用されている心理検査を、あえて「臨床心理検査」と呼ぶことも少なくない。診療報酬点数上も、心理検査は「臨床心理・神経心理検査」と表されている。

　ところで、心理的アセスメントの方法として挙げられているもののうち、「臨床面接」や「行動観察」は、精神療法の観点からすればなじみやすい。面接や行動観察から得られる適切なアセスメントは、いつも私たちをそのまま適切な心理支援へと導いてくれるように思う。しかし、「心理検査」はやや異なる特徴を有するように思う。なぜなら、心理検査は「心理測定（psychometric）」が具現化されたものであり、"測定（measurement）"という概念が中心にあるからである。

　例を挙げる。WAIS-IVをある患者に実施したとしよう。一群のデータが得られる。もしもWAIS-IVが、心理士Aが行ったらFSIQが70と出て、心理士Bが行ったらFSIQが110と出るような検査であったなら、医療関係者はWAIS-IVを実施しないであろう。こんなに結果が違う、不安定な知能検査であるならば、治療や支援において信用されないからである。つまり、測定という概念のもとで行われる心理検査には、安定

性や客観性が求められている。

　一方で、臨床面接では双方の関係性がアセスメントの基盤としてあり、行動観察も、いわゆる関与しながらの観察が臨床実践の基盤としてある。端的にいえば関係性や双方向性が中心としてある心理面接（精神療法はその代表的なもの）と、測定という検査者によって結果が大きく異なることをむしろ避けなければならない心理検査には、大きなパラダイムの違いが前提としてある。心理面接は好きでも、心理検査を行わない心理士がいる理由のひとつとして、このパラダイムの違いが挙げられるように思う（もちろん、それだけからではない）。しかし、筆者はこのパラダイムの違いが、逆に精神療法に貢献する視点をもたらすと主張する立場である。

臨床心理検査の特徴

（1）要素とメカニズム

　人の精神機能はきわめて複雑なものであり、そのまま全体（心理学ではゲシュタルト）を眺めていただけでは、そのメカニズムがわからない。それを知るためには、精神機能を要素に分解し（心理学では変数）、それら要素間のメカニズムを解明するという流れ（心理学では多変量解析が代表的なもの）が考えられる。

　例として、包括システムによるロールシャッハ・テストで説明する。ある図版で、図版の位置は同じ正位置（∧）で、領域も同じ全体（W）で、患者Aは「お花」と回答した。患者Bも「お花」と回答した。要素に分解しなければ、反応は同じである。しかし、質問段階で、患者Aは「チューリップの花びらの形にそっくりで、チューリップが2本あって、重なって見えます。輪郭だけでなく色づかいもチューリップそっくりです」と答え、患者Bは「なんとなく全体がお花」と答えたとする。この場合、たくさんある変数のひとつであるDQ（Developmen-

tal Quality：発達水準）が、患者Aでは＋（統合反応）とコーディング
され、患者Bではv（漠然反応）とコーディングされる。これはたった
ひとつの反応におけるコーディングであるが、1回のロールシャッハ・
テストで25個の反応が出たとすると、理論上は25個のDQが得られるこ
とになる。このあと、さらに統計操作が加わり、ほかのたくさんある変
数とともに構造一覧表（Structural Summary）などが算出されることに
なる。

　DQ（発達水準）は、知能水準を見ているのではなく、発達の偏りを
見ているのでもない。認知の入力部分を測定する変数のひとつであり、
情報処理過程の特徴（characteristic）や質（quality）を測定している。
たとえば、統合失調症の一部の方々は入力そのものが漠としており、そ
のことが後の情報処理過程を困難にすることが認められる。つまり、
DQの質がわかることで、その後の支援方法が違ってくることになる。
外界の認知（入力）そのものが比較的しっかりとしている方と、そうで
ない方とでは、薬物療法だけでなく、精神療法の方向性も当然、違って
くるのではないだろうか。このように、ひとつひとつの変数に意味があ
り、多数の変数の関係性が、心理機能のメカニズムを示すことになる。
ここで重要なことは、欧州人であれ、アジア人であれ、そのほかの圏域
の人であれ、DQという変数で測定されるものは同じであるという点で
あり、そこに科学性（物差しや分類が同じ）が担保されることになる。

　このように、A氏とB氏が、同じ診断名、同じ主症状、同じ年齢、同
じ文化圏であったとすると、薬物療法のアルゴリズムは同じになるかも
しれない。しかし、2人の心理支援の方向性はまったく違う場合も少な
くない[3]。

（2）精神療法の学派を越えた臨床心理検査

精神療法ではそれぞれの学派ないしアプローチがあり、それに応じて
面接におけるアセスメントから築き上げられるケースフォーミュレーシ

ョンに違いが出てくる。たとえば、力動派のケースフォーミュレーションと、CBTのケースフォーミュレーションとで違うのは自然である。それに対して、臨床心理検査は学派ないしアプローチの違いを越えて基礎データが得られる。前述のDQ（発達水準）は、そのままのものなので、どのような学派ないしアプローチでもそれを有効活用できる。いわば、美味しいお料理を作るためのよい素材たち（プロトコルそのもの、粗点、変数、クラスターなど）が集められ、それらを用いてどのような料理を作ることもできる。つまり、自分の学派ないしアプローチに沿った精神療法ができることになる。

　また、対象となっている患者を、治療者の理解の枠組みに無理に当てはめるのではなく、対象それぞれに固有のあり方を変数や、変数と変数との関係などから感知していくことができるという点で、臨床心理検査は精神療法に貢献する[5]。精神療法は基本的にオーダーメイドなはずであり、うってつけである。

（3）各種臨床心理検査と問診

　いくつかの代表的な心理検査について、日頃の問診で役立つように、コメントを述べたい。

　WAISやWISCなどのWechsler検査類は、いまや発達障害検出装置とでもいいたくなるように、発達障害圏の対象者に頻繁に実施されている。いうまでもないことであるが、発達障害は、充分な発達歴や行動観察、そのほかの情報から総合的に判断されるものであって、WAISの下位検査値に凹凸がある＝発達障害ではない。むしろ、Wechsler検査類は現在どのような能力が発揮されており、どのような能力が抑制されているのかを知り、患者の日常生活の支援に活かすことができる有益な心理検査として認識していただきたい。

　SCTは、そこに書かれている書字の特徴を含めてアセスメントに貢献できる。横に引かれている線に沿って書字ができない方がいたり、意

味が理解できない文章（思考障害という意味ではなく読み手のことが想定されていない文章）であったり、データの宝庫ともいえる。また、SCTはそのまま問診や面接（精神療法）に使用できる。ご本人が記入したものであるから、治療者は質問をしやすい。いろいろな設問があるので話題も広げやすい。対象者を知るという意味でSCTは実に有益である。とくに、時間の限られた外来診察で有効活用したい。

ほかの臨床心理検査でも同じことであるが、質問紙法はとくに、総点だけを見てはいけない。どのような質問項目にどのような回答をしているのかという質的な分析なしに精神療法に活かすことはできない。たとえば、SDSの設問19が最高得点であると、それは希死念慮が心配になるが、最も心配なのは、この設問だけが空白（未回答）といった場合である。ほかの項目は埋まっているのに、ここだけ空白というのは偶然とは思えない。このように、質問紙法は、答えていない項目や、点数が高い項目だけでなく逆に低い項目も含めて中身を見ていくことで、精神療法に寄与する。

SCT以外の投映法においても、いわゆる量的分析と質的分析の両方が必要になるのだが、そのためにはローデータ（質問紙そのもの）に当たることが必要である。時間をあまりかけず、ローデータから多くのものを拾うには、見方のコツがあるのだが、ここでは紙面の関係で割愛する。

最後に描画法である。日本の病院で使用されている心理検査の利用頻度をみると表2の通りである[4]。

表2のなかで描画検査をみると、バウムテスト、HTP、LMT（風景構成法）、DAP（人物描画法）、家族画の順になっている。描画法は、枝がこうであればどうとか、幹がこうであればどう、といったことも臨床に示唆的であるが、なんといっても対象者の全体像を思い浮かべることができるという意味で精神療法に貢献する。たとえば、普段、病棟でなにかと問題を起こす患者が描いたLMTの全面から孤独が伝わってくるとき、精神療法にも看護にも、心理支援そのものにも、得がたいもの

表2 心理検査の利用頻度順位（病院）（文献4より）

項目（心理検査名）	n	被選択率（%）	常に	頻繁に	時々	まれに	使用せず
バウムテスト	115	76.5	15.7	39.1	21.7	15.7	7.8
WAIS	113	76.1	9.7	46.0	20.4	9.7	14.2
ロールシャッハ法	115	69.6	14.8	27.8	27.0	14.8	15.7
SCT	112	67.9	14.3	31.3	22.3	16.1	16.1
WISC	114	57.0	9.6	19.3	28.1	15.8	27.2
TEG	111	53.2	3.6	15.3	34.2	22.5	24.3
HDS	111	52.3	15.3	18.9	18.0	10.8	36.9
MMSE	108	45.4	13.0	19.4	13.0	12.0	42.6
P-Fスタディ	113	41.6	1.8	13.3	26.5	23.0	35.4
SDS	111	41.4	7.2	13.5	20.7	24.3	34.2
H-T-P	113	40.7	4.4	16.8	19.5	17.7	41.6
ビネー式	111	39.6	3.6	9.9	26.1	25.2	35.1
Y-G	114	36.0	0.0	4.4	31.6	32.5	31.6
風景構成法	112	34.8	1.8	14.3	18.8	27.7	37.5
MMPI	114	25.4	0.9	14.0	10.5	20.2	54.4
DAP	111	25.2	2.7	10.8	11.7	12.6	62.2
家族画	112	21.4	1.8	5.4	14.3	20.5	58.0
STAI	110	17.3	0.9	2.7	13.6	16.4	66.4
K式	111	17.1	4.5	3.6	9.0	9.0	73.9
CMI	110	15.5	1.8	3.6	10.0	28.2	56.4

をもたらす。チーム医療にもうってつけと思う。多職種によるカンファレンスなどでも大いに活用していただきたい。

　そのほかにも心理検査はたくさんあるが、HDSひとつとっても、くれぐれも総点だけでなく中身を確かめて問診や精神療法に活用していただきたい。

（4）再検査の有用性

　心理検査を1回実施して終わりではもったいない。精神科治療は長期にわたる方々が少なくない。現在の状態と数年後の状態を客観的に比較でき、データ比較を通して治療に寄与できるのが臨床心理検査である。とくに、知能検査類を1回しか行わない場合が目立つように体験してい

る。何年も前のひとつの値だけが、なぜか不動のものとしていまだにカンファレンスで用いられていたりする。人は変わりうる存在であり、主治医が交代した際などに、再検査を発想できるようにお願いしたい。

（5）医療経済

　2年に1度の診療報酬改訂のたびに、請求ができる臨床心理検査は変わる。改訂されたときに、一覧表をコピーしておいて、前回と変わった点にアンダーラインを引き（全部変わることはない。むしろ、数個が追加される）、きちんと請求できるようにしたい。そのような時間がない場合などは、心理士に直接的に聞いて、新しく診療報酬請求できるようになった心理検査を確認してほしい。

学習の仕方

（1）受検の勧め

　どのような臨床心理検査でも、1度自分がきちんと受けてみることをお勧めしたい。受検者体験は、医師として貴重な唯一無二の体験で、今後に活きることは間違いない。

　そのうえで、実際にマニュアルで学習し、自分で1度実施してみるといいのだが、極度に忙しい医療現場ではそのような時間をとることが現実的に難しいかもしれない。そのため、ベテランの心理士が実施する場面に1度でいいので陪席させてもらい、その検査結果報告書を見せてもらう、といったことならできる可能性が高まるであろう。

（2）グループでの検討

　以前、ある病院で、若手の心理士がとった臨床心理検査を、ベテランの心理士が読み込む指導をする際に、医師や看護師や医療ソーシャルワーカーなどの参加を可にしていたことがあった。いわば、多職種グルー

プで読み込むことになるのだが、いろいろな行動観察が報告されるなか
で、検査データを読み込んでいくことができ、どの職種にとっても有益
であったと思う。そのような時間さえもてない医療機関が大半と思う
が、大学病院や基幹病院などで教育的な役割も担う指導的な立場の方々
は、ぜひご検討いただきたい。

（3）時間をあけて見る

　治療に行き詰まったとき、思わぬ展開になったとき、同じことの繰り
返しで進捗がみられないように感じるときなど、久しぶりに心理検査結
果を見るといい。それも、ローデータを見るといい。SCTや描画法な
どは見るのに難しい作業を必要としない。検査実施時には気づかなかっ
たこと、目に留まらなかったことが、飛び込んでくる可能性がある。
　また、検査の所見を書いた心理士がすでにその場を退職していたら、
新しい心理士にローデータを見てもらい、コメントを依頼してもよいか
もしれない。

（4）得意な検査をひとつでいいからもつ

　実際のところ、医師が直接、臨床心理検査を実施することは、ほとん
どないまま臨床人生が進んでいくものと思われる。複雑な心理検査の実
施や処理をマスターするのが難しいとしても、質問紙法ひとつでもい
い、描画法ひとつでもいい、得意な検査をひとつでいいからもっておく
と、精神科医として自信がつくと思う。
　外来患者であれば、たとえば、POMS2などは量的分析と質的分析の
両方が簡便にでき、再検査もできる。診療報酬請求もできる。単に抑う
つを測定するだけでなく、いわゆる覇気や、思考上の“混乱”なども把
握でき、他者に対するポジティブな感情も測定できる。質問項目が簡便
なので（開発に際して中1程度の学力があれば理解できる語彙に絞られ
ている）[2]、問診に際しても使い勝手がいい。POMSはもともと入院患

者ではなく外来患者を対象とした研究から発展してきた心理検査なので[10]、最新版のPOMS2を外来で試す価値はあるものと思われる。ただし、体調面を中心に抑うつを捉えたい場合や、希死念慮の有無を同時に必ずチェックしたい場合などは、ほかの検査のほうが有益である。ひと言で"抑うつ"を測定するといっても、なにを中心に捉え、治療に役立たせるかによって検査の選択肢も違ってくる。

おわりに

　なにを捉えたいのかという検査目的さえわかれば、身体状態や年齢などさまざまな条件のなかで実施に適切な臨床心理検査を見出すことができるので、いつでも気軽に心理士に声をかけていただきたい。

〔文　献〕
（1）Exner, J.E. Jr.：*The rorschach: a comprehensive system. vol.1 basic foundations and principles of interpretation. 4th ed.* John Wiley & Sons, 2003.（中村紀子、野田昌道監訳『ロールシャッハ・テスト——包括システムの基礎と解釈の原理』金剛出版、2009年）
（2）Heuchert, J.P., McNair, D.M.（横山和仁監訳）『POMS2日本語版マニュアル』金子書房、2015年
（3）包括システムによる日本ロールシャッハ学会編『ロールシャッハとエクスナー——ロールシャッハ・テストの起源と発展』金剛出版、2005年
（4）小川俊樹研究代表『心理臨床に必要な心理査定教育に関する調査研究——第1回日本臨床心理士養成大学院協議会研究助成（B研究助成）研究成果報告書』2011年
（5）大山泰宏「心理的アセスメントの展開」津川律子、遠藤裕乃編『心理的アセスメント』195-206頁、遠見書房、2019年
（6）津川律子、篠竹利和『シナリオで学ぶ医療現場の臨床心理検査』誠信書房、2010年
（7）津川律子「アセスメント（心理検査・投映法）」『臨床心理学』17巻4号（通巻100号）、418-419頁、2017年
（8）津川律子「心理的アセスメントとは」津川律子、遠藤裕乃編『心理的アセスメント』11-24頁、遠見書房、2019年
（9）VandenBos, G.R.（ed.）：*APA dictionary of psychology.* American Psychological Association, 2007.（繁桝算男、四本裕子監訳『APA心理学大辞典』培風館、2013年）
（10）横山和仁、荒記俊一『日本版POMS手引』金子書房、1994年

［column］
TPARを通して得たもの

越膳航平

　東大精神科のTPAR（Training in Psychotherapeutic Approaches for Residents）は１クールにつき１人のスーパーバイザーについてスーパービジョンを月１回、半年間で計６回受ける。私は運良く４人のスーパーバイザーから学ぶ機会があり、２年間で計24回のスーパービジョンを受けることができた。スーパービジョンを通じ多くのことを学ぶことができ、臨床の土台が作られたと感じる。普段の勤務中も上級医から指導を受ける機会はあるが、on the jobの指導は仕事でバタバタしているなかで受けるため、どうしても時間が限られる。またその際の指導は患者の目下の治療をどうするかが焦点になり、患者の心理をじっくり考えたり、自分の精神療法の仕方について指導を受けたりすることは案外少ないように思う。TPARはoff the jobで時間を区切って（そしてお金も払って）指導を受けるので、集中して学ぶことができた。

　TPARで得た１番のものは間主観的な視点だったと思う。初回のTPARで、面談のたびに不調になる入院中の若い女性のケースについて、「いったいこの患者の問題はなんなんでしょうか」と相談したことがあった。そのときスーパーバイザーから「あなたはこの患者さんと抜き差しならない関係になっているわけですね」と指摘された。このひと言で、問題は患者の「なか」ではなく、私と患者の「あいだ」にあるのだということに気づかされた。その頃の私が無意識に前提にしていた治療者－患者関係は、固定化したある一式の症状をもつ患者と、それを観

察している治療者という、内科的なモデルであった。TPARで指導を受
けたことで、患者と治療者の関係性のなかでなにが起きているかを振り
返ることができるようになり、自分の侵襲的な接し方が患者の不安を喚
起していることや、私自身が不安になり困っているのだということに気
づくことができるようになった。その後患者は、心理士に協力してもら
いながらかかわりを続けて、なんとか状態が落ち着いて退院することが
できた。そのケースに限らず、TPARで折りに触れ指導を受けたこと
で、2年間のスーパーローテーションの初期臨床研修を終えたばかりで
内科的な考えになじんでいた私は、ようやく精神科医としての考え方を
身につけていくことができたように思う。

　また、TPARでの指導を受けて、自分のクセに少し気づけるようにな
った。たとえば、堀越先生からのスーパービジョンでは患者さんの許可
を得て面接を録音し、それを聞いてもらいながら指導を受けた。面談中
にはそつなく話せていたつもりでも、録音を聞くと自分の声の聞き取り
づらさや、相槌の少なさ、間の取り方の悪さがまざまざとわかった。面
談記録をスクリプトで振り返ったときも、患者さんが伝えてきた問題を
拾い上げ損ねていたことや、大事なポイントを避けて話を終えてしまっ
ていたことなど、面談の最中には気がつかなかった問題が見えるように
なった。スーパービジョンのような機会でないと、考え方や話し方のク
セは自分自身ではなかなか気づけないものである。そうして指導を受け
ていったところ、患者さんと面談をしている最中にも、自分がどう話し
ているかを客観視して確認することが少しずつできるようになった。こ
のことはTPARが終わった現在も面接を向上させるための助けになって
いる。

　毎月スーパーバイザーの先生のオフィスを訪れて治療の苦労や不安の
相談をするTPARは、自分自身が月1回の外来通院をしているようでも
あった。この「外来」でスーパーバイザーの先生方のふるまい方、話し
方を擬似的な患者の立場で体験したことからも学ぶことが多かった。た

とえば、初めの頃にどんな指摘を受けるのかと不安を抱きつつスーパービジョンに臨んだとき、スーパーバイザーから挨拶のひと言や相槌があると、それだけで緊張がほぐされた。また行き詰まってどうしたらいいのか途方にくれて提示したケースでも、1時間半の間、真剣に相談にのってもらうと、終える頃にはなんとか治療をやっていけそうだと気力が湧いてきた。翻って、私がスーパーバイザーから影響を受けたように、患者さんも私との面接やそのときの挙措のひとつひとつから大きな意味を受け取ることがあるだろう。そう考えて、治療者として患者さんを診察するにあたって、以前よりも相手の身になって配慮をしようと努められるようになった。

　以上述べたメリットはTPARに限らずスーパービジョン一般に当てはまることだろうが、TPARの意義は、後期研修医1年目という早い時期にとにかく1度スーパービジョンを体験できたことだったと思う。上記のように私はスーパービジョンで多くのことを学べたし、臨床で苦しい局面を支えられたと感じている。TPARを受けるまではスーパービジョンという方法をそもそも知らなかったし、知っていたとしてもつい無精をしてスーパービジョンを受けようとは思い立たなかったかもしれない。後期研修制度の一環としてのTPARが、スーパービジョンや力動精神医学の文化への入り口になって、その後に自主的にスーパービジョンを受けたり勉強をしたりするきっかけにもなった。この入り口が設けられていたことは自分の研修にとって幸いなことだったと思う。

それぞれの立場から
スーパービジョンを
ひらく

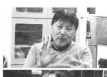

スーパーバイザー
藤山直樹

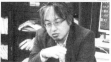

スーパーバイザー
池田暁史

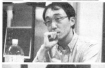

スーパーバイジー
越膳航平

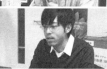

スーパーバイジー
永野渓舟

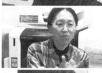

チューター
市橋香代

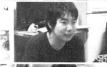

チューター
熊倉陽介

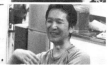

司会者
笠井清登

［座談会］
それぞれの立場から
スーパービジョンをひらく

参加者
藤山直樹(スーパーバイザー)
池田暁史(スーパーバイザー)
越膳航平(スーパーバイジー)
永野渓舟(スーパーバイジー)
市橋香代(チューター)
熊倉陽介(チューター)
司会者
笠井清登

笠井　私、司会を務めます、東京大学医学部附属病院精神神経科の笠井
といいます。東大病院の精神科で研修プログラムの策定にかかわってい
るのですが、本書で紹介しているこのTPAR（Training in Psychothera-
peutic Approaches for Residents）について、それぞれの先生方に執筆
いただく文章でご紹介するだけではなく、実際にスーパーバイザーとス
ーパーバイジー、チューターの方々に、どのようなものかをご説明いた
だくことで、大学などの教育機関で精神科医を教育することに活用して
もらいたいと願いまして座談会を開催いたしました。自己紹介を簡単に
していただいてから始めたいと思いますので、藤山先生からよろしくお
願いいたします。

藤山　精神分析を個人開業でやっている藤山といいます。ここに来てい
るスーパーバイジーの方々のスーパービジョン（以下SV）をしている
ときは、まだ上智大学の教員をやっていました。最近は定年で辞めて、

ひたすら自分のオフィスで精神療法や精神分析をやることが専業になっています。TPARでは僕のオフィスにいらしていただいて、ゆったりとした雰囲気で、一緒に考えることができてとても楽しかったです。

笠井 ありがとうございます。それでは池田先生よろしくお願いいたします。

池田 池田暁史です。文教大学で教員をしておりますが、同時に都内で個人開業をしていて精神分析的精神療法の実践をやっています。TPARには藤山先生のご推薦で講師として選んでいただいたと思うんですが、藤山先生からはこの20年間、いろんな形で継続的に指導を受けております。メインは精神分析の指導を受けているんですけれども、精神医療のなかでどのように患者－治療者関係というものを作っていくかということでずいぶん多く教わってきたので、それを後輩たちに還元できればいいなと思いながら、スーパーバイザーを務めさせていただいております。よろしくお願いいたします。

笠井 ありがとうございます。それではスーパーバイジーの方々も紹介していきたいと思います。越膳先生からお願いします。

越膳 越膳と申します。東大病院の精神科に勤務しております。TPARを受けていたときには、都立多摩総合医療センターに勤務しておりました。自殺企図で救急を必要とする患者さんもいらっしゃれば、落ち着いて外来で長く付き合っていく患者さんもいる病院でした。そのなかで困ったケースをTPARで相談させていただいていました。

永野 永野と申します。いまは都立松沢病院で後期研修医の2年目をしています。TPARを受けていたのは、専攻研修医の1年目のときでした。研修中に自分の外来をもったり、入院患者さんを診ていくなかで、自分はこのような方針でやっていくと決めていても、これは正しいのか、本当に患者さんはよくなっているのか常に不安になっていました。そのなかでまとまった時間をとって相談でき、客観的に見直す時間ができて、とても貴重な時間だったと思っております。

笠井　ありがとうございます。それではチューターの先生方もご紹介いただきたいと思います。市橋先生からお願いいたします。

市橋　藤山先生のチューターをさせていただいております、市橋と申します。病院では、精神科リエゾンチームとして、身体疾患をもった患者さんの精神症状に関するコンサルテーションなどを受けています。普段はもっぱら一般病棟をラウンドしているので、後期研修医の先生が担当されている精神科病棟の患者さんについてそれほど知らない場合もあります。そんななかでSVに立ち会っています。

熊倉　熊倉と申します。東京大学の精神保健学教室で、社会医学系の大学院生をしながらTPARでチューターの役割をさせていただいております。TPARではスーパーバイザーの先生のところに2人ずつ後期研修医の先生が行くわけですけども、最初の「はじめまして」から始まって、日程調整をしたり、スムーズにSVが受けられるようなお手伝いをしています。ほとんどのセッションにもご一緒して自分も学びながら、一緒に考えているという形で、かれこれ何年も池田先生のところでお世話になっております。よろしくお願いいたします。

笠井　ありがとうございます。

精神科医を楽しめるように

笠井　まず、藤山先生、池田先生からスーパーバイザーとしてどのような点を重視してSVをなさっているか、指導されるうえで留意していることなどをざっくばらんにお話しいただければと思いますが、藤山先生いかがでしょうか?

藤山　そうですね、精神医療っていうのは、もちろんほかの診療科とは領域が違ってかなり特殊というか。人間の主体性とか、人間が人生について考えたり、ものごとや世界について考えたり、感じたり体験したりというようなことをどうしても含むところがあります。患者さんが経験

していることは、ある意味そういうような部分自体が病む、っていうことなので、ほかの臓器が病むのとはちょっと話が違うわけですよね。哲学的な言葉でいうと、心身問題というものに最初から直面せざるをえないですよね、精神科医は。実際に臨床を始めるとそれをけっこういい加減に、早わかりみたいにしてある方向にパーっといっちゃって片づいたことにしちゃいがちですよね。そこをそうならないで、こころとからだとか、症状と人間関係とか、症状と自分の人生とか、症状と自分にとっての自分のイメージとか、自分の歴史と横断面とか、そういうのがつながって交流しているんだなっていうさまを、先入観にとらわれないで、虚心に向き合うような精神科医になってほしいと私は思うんです。この大学の医局の先輩なので、後輩の方々にそういうふうになってほしいなって。

　逆にいえば、私は生物学的精神医学っていうのをとても大事だと思っていますし、精神分析だの認知行動療法だの、ある特定の流派の考え方も大事だと思うんですけども、できるだけどこかに偏らないままで、精神科医としてトータルに臨床ができるようになる、というのがまず大事じゃないかなと思ってるんです。そのときにベースとなるのは、患者さんとの付き合いです。つい患者さんの病気の部分だけを見ちゃうんだよね。普通の医学モデルでは、病気と人間が切り離されて認識しうるというか、想定しうると考えられていますからね。でもそうじゃなくて精神科では、病気と人間というのは一緒ですから。病気と付き合うっていうことはその患者と付き合うということでもあるし、患者の病気に自分が巻き込まれるってことかもしれないし、そういうふうに付き合わざるをえないからね。

　そういうことを、どういうふうにこなしていったらいいのかっていうことに簡単に答えが出るわけじゃない。答えがないので悩むしかない。そういうことをまっとうに悩んでもらいたい。悩むことの手助けみたいなことをしたい。僕は分析家なので、ある種の人間観みたいなものをす

でに作っちゃっている部分はあると思うんだけど、そういうところから
できるだけ僕自身も自由になって、まず「悩む」ということを援助して
いけたらいいかなって。一所懸命考えてどうしたらこの患者とうまく付
き合えるのか、どうしたらこの患者と限られた時間のなかでそういうも
のを活かし続けられるのか。ある意味それは不可能なことなんだけれど
も、不可能のなかでどうあがいていくかって。

　最終的には楽しく精神科医としての人生を送ってもらいたいなってい
うのはありますね。ひとつのものの考え方に凝り固まってしまうと、得
てして絶望するんでね、臨床っていうものは。あるいは、面白味がなく
なっちゃうんだよね。僕も66になって、まだもう少しなにかやれると思
います。昔の66に比べるとけっこう若いのかもしれないですよね、先が
長くなっているから。だから20代の研修医にとってはあと50年くらいは
あるんですよ。その間に「精神科医になっちゃった」とか後悔しないで
面白がれるように、ってことを１番大事な目的として研修医の方と付き
合っておりました。

笠井　そうしますと、ご留意されている点としては、精神分析家として
のご自身はやや相対化されていらっしゃる？

藤山　そうですね、薬の話ばっかりになるときとかもあったりするし。
当然、精神分析という設定とはあまりにも違う設定ですからね。でもど
うしたってそこに出てくる人間関係に転移とか退行とかっていう言葉
を、僕は見ちゃうわけですけど、その用語を直に使うっていうことはで
きるだけ避けるようにして、そこで起こっていることをどんなふうに感
じたり考えたりできるかっていう補助線を、テクニカルタームによらな
い言葉で提供したいっていうふうには思ってましたね。

よくならないことに向き合う

笠井　池田先生はいかがですか？

池田　私自身の研修の経験を思い出してみてもそうなんですけど、最初の頃は入院治療中心で診てますし、1年とか2年とかで病院を変わったりするので、なんとなく患者さんって入院している間によくなって退院していくっていうイメージをもてるわけですよね。でも外来を担当するようになったり、あるいはひとつの病院やクリニックで長く患者とかかわったりするようになると、なかなかよくならない患者を診るし、入院してすっかりよくなったはずの患者がまた具合悪くなって戻ってきちゃうみたいなことが頻繁に起こるわけです。精神医学はほかの身体の医学と比べて、自然科学としての水準はかなり遅れてますので、普通の医学モデルが想定しているような、こういう治療をすればこうよくなっていくっていう段階的というか直線的な治療のモデルはやっぱりなかなか抱きにくいところがあります。もちろん統合失調症とか短期でみれば急性期をおさえて回復期にもっていって、って直線的によくしていくことができますけども、やはり再発の問題とかがあるわけで、長期でみると精神科の病気・障害っていうのは直線モデルではよくなっていかないわけです。外来の担当がどのタイミングでくるかは働いてる場所によって違うわけですけれど、たとえば3年目とか4年目とかの段階で、ある程度自分で責任をもって患者を診なくちゃいけなくなったときに、よくならない患者を自分の責任で引き受けていくしかないっていう状況が出てくる。そこでやけになったり、自分を無力だと思っちゃったり、この患者が自分の言ってることを守らないからよくならないんだって他罰的になったりしないで、よくならない患者と向き合い続けていくことができる精神科医になってほしいという気持ちがあるんです。なので、よくならない人とどう向き合い続けていくかということを教えたいなと思ってやってますね。

藤山　私も自分がSVを受けたときに、最初に言われたことで1番印象的だったのは、「君はこの患者がよくなっていかないことをなんでこの患者と話し合わないんだい？」ってことなんですよ。「『私の治療がなか

なかうまくいってないね』って患者と話し合えばいいじゃないか」って言われたんですよね。それはとても印象的なことで、普通の身体医学はそういうことをしないで済むと思うんだけど、よくならないことを共有して一緒に持ちこたえながらやっていくみたいな、そういうことがけっこう必要になるんだと思うんですよね。そのときにこちらがパワフルじゃないってことを晒すことになるんだよね。どうすればどうなるって先が読めているってことは、医者は神みたいに思われがちですが、精神医療は医者が神ではありえないような領域だと思うので。神じゃないけど、こちらがある種のオーソリティをもって、お金をもらって、絶えず希望を失わないで患者と付き合っていく責任があるわけですよ。これが難しいんじゃないかと。必然的に絶望的になりそうだけど、こちらが先にホープレスになったら患者の立つ瀬がないと思うので、そこが難しいですよね。そこが大事なところだと思います。

一緒に悩むということ

笠井　藤山先生や池田先生からどういう点を重視されているか、どういう点に留意されているかというお話がありましたけど、それを受けて越膳先生どうですか？

越膳　「どう向き合い続けるか」に留意されているとうかがって、自分がTPARで受けた指導はまさにそうだったと思いました。TPARで相談するケースは、提示する前に大体「この人の治療はいったいどうしたらいいんだ」っていう困り果てた気持ちになっていることが多かったんですけど、終わってみると「よし、また明日からなんとか頑張ってみるか」という気持ちになれていました。

　あと、初めの頃は、「いったいこの人の診断はなんでしょうか」とか「治療をどうしたらいいでしょうか」とか、丸投げのような相談の仕方をしていたんですね。でも、コンサルテーションの機会を重ねるうち

に、先生方はあくまでアドバイスをしてくださっているのであって、実際に患者さんの主治医をしているのは自分なんだから自分が心折れちゃダメだと考えて、丸投げせず踏ん張れるようになったように思います。スーパーバイザーの先生と「困ってるんですよ」「困っているんだね」っていう話をすることで自分の気持ちが楽になった実感があったので、今度は自分が患者さんを支えることもできそうだっていう気持ちにつながっていったような気がします。

藤山　「どうしたらいいのか！」って来て「こうしたらいいんだ！」って感じにはならないでしょ？（笑）。

越膳　ならないです（笑）。

藤山　結局、こちらが先生の困難とか、患者さんのこととか、患者さんと先生との関係のことについて、非常に好奇心をもって聞いているわけですよね。それが大切なんだろうね。そういう人が1人いるだけで、見捨てられてないわけだからね。うん、それがいいんだろうなと思う。結局そんなもんなんだよね（笑）。

笠井　先ほど、「悩むことの手助け」とおっしゃいましたけど、悩まないようにするわけじゃなくて、悩めるように手助けすると。

藤山　一緒に悩んだり、ときどき私なんかも「わけわかんないなぁ」ってことをつぶやいたりしてると思うんですよ。でもそういうなかでなんとか考え続けているっていうひとつのモデルみたいなものを見せられるかもしれないですよね。

笠井　越膳先生は、TPARを受けて、患者さんとよくならないことについて共有するみたいなことは体験されたんですか？

越膳　患者さんが「不安だ」とか「死にたい」と言って絶望的になっているときに、「僕もどうしようもないけど、それはこの治療のなかでなんとかやっていけると思うよ」ということを伝えていくのが大事じゃないかと、池田先生のSVで言われたのを覚えています。無責任に「なんとかなる」と言うわけではなく、でも「なんとかできると思う」と希望

を伝え続けて、面談を続けていくこととか、不安であることをごまかさないで一緒に不安でいるようにすることが大切なのだと学びました。

笠井　そういうことはなかなか通常の研修などでは難しくて、不安でいることから目を背けようと治療者側がしてしまったりすることは、よくあることだと思うので、重要ですよね。永野先生はどうですか？

永野　僕も自分が不安に思っていたり、今後どうしたらいいのかなって困難に思ってるケースをもっていくんです。もっていく前は少し憂うつな感じというか、逐語録を見せて「なにやってるんだ！」みたいな批判に晒されるんだと思っていて（笑）。でも、終わってみると「また頑張れるな」っていう気持ちになって毎回終われていました。

　もっていたケースの1つに、毎回「死にたい」「話すことはない」と言いつつ、一応は外来に来てくれる関係が続いている方がいて、でも自分がそれに応えてあげられていないっていう感覚を抱いていたんです。でも「それについて話し合わないの？」って藤山先生から言われたことがあって。たしかにそこに突っ込んだら来なくなるんじゃないかって怖がっていて、とりあえず来てくれていることに自分が安心しているから、あんまり踏み込んだことを言って来なくなったら、なにかしでかしてしまったことになるんじゃないかみたいな不安が常にあって。藤山先生に指摘されたことで踏み出す勇気というか、話し合うべき事柄だなと気づけました。

藤山　ちょっと別の視点からこの関係を見るってだけで、気持ちが広がるもん。少し楽になるんだよ、お互いが。「それが大事なんじゃないか」って伝えるために言ってたと思うんだよね。

永野　不安で動きにくかったり、がんじがらめになっていて言えなかった話題とかにも、もう少し踏み込んで話せるようになったというか、自由がきくというか、そういう感覚は、TPARをやっていて大きかったかなと。

池田　いま私のところに東大病院の病棟チームの人で、越膳先生が副指

導医をしているチームの後期研修医が来てて、その彼がこの前面白いことを言ってました。「『1番病室から足が遠のいちゃうような患者さんをTPARにもってくといいよ』っていうことを越膳先生から言われた」って言ってケースをもってきて、「あ、ちゃんと伝わっているんだな」って（笑）。

笠井　コンフリクトを避けるために「病室に行きたくないな」みたいな患者さんということですか。いいたとえですね。そういう患者さんっていますもんね。

チューターの役割

笠井　熊倉先生はチューターとして意識していることとか、なにかありますか？

熊倉　いまおっしゃっていただいたようなことを僕も一緒に勉強している、っていうスタンスなんですけど。ただそうはいっても、精神医学的な基本知識が足りなかったり、統合失調症や双極性障害の方の入院から退院までをまだ診たことがないとか、それくらいのところから後期研修医の方々のトレーニングは始まるんですよね。診断も不安だし、薬もこれであってるのか不安、っていう状況におかれている方が、とくに大学病院以外の病院に勤務して1人で外来を始めた頃などにいて、困っているんですよね。そういう状況に気づいたときには、そもそもの診断の話とか、「うつだからちゃんと抗うつ薬使ったほうがいいんじゃないの」みたいな基本的なことを指摘したり、医学的な知識を補ったり、「この本読んでみたらいいんじゃないの」とかアドバイスしたりしています。

　外来で1人で診療していると、ソーシャルワークの視点をもつことも大事になってくるので、「この女性の1人暮らしは行き詰ってて経済的な破綻がくることが目に見えてるし、それを本人が困っているかもしれないから、年金とか生活保護のこととかちょっと話題にあげたほうがい

いんじゃない？」とか、そういう実務的なことで気づいたことをなるべく言う役割かなとは思ってます。それはSVのセッションのなかだけではなくて、SVの帰り道も含めて、なるべく言うようにしています。もちろん病棟で指導医から教えてもらえることもあると思うし、池田先生が患者さんとのやり取りやかかわりについて包括してコメントされているので、それに加えて、基本的で実務上大切なことを補足するのも、チューターの役割のひとつなのかなと思ってます。

笠井 病棟の指導医と研修医という関係ではない、違う立場の上級医と話せる関係っていうのはすごい大事な体験なんじゃないでしょうかね。越膳先生、永野先生はチューターの人の関与についてはどんなメリットがありましたか？

越膳 熊倉先生から「セッションでなにが起きているかの前に、お金のことも大事だよ」とご指摘を受けたことはよく覚えています。チューターの先生方が常識的・基本的なところからご指摘くださるので、そっちも大事だなって気づけました。あ、決してスーパーバイザーの先生が非常識だって言っているんじゃないんですけど（笑）。

　あと、SVに行くと「あ、なるほど！」「そうなんですね！」っていう気持ちになって、ついつい先生方の見方に引っ張られてしまうんです。「自分の考え方が至りませんでした」みたいな自己卑下的な感じになって自分自身の見方が消えてしまいがちになるんですよね。そこにチューターの先生が第三者としていてくださったおかげで、見方は1つだけじゃないなと相対化しながらお話を聞けて、自分は自分の見方をすればいいなって考えられるようになったと思います。

笠井 言葉の選び方が難しいんですけど、チューターの存在のおかげでスーパーバイザーとスーパーバイジーの間に必然的に生じている権威勾配みたいなものからちょっとひらかれるところがあるんでしょうか。

越膳 そういうふうに感じました。

笠井 権威勾配っていうとちょっと言い方が悪いんですけど。

藤山　市橋先生なんかは私が一所懸命になっているところとは違うところでポーンって発言されるときがあったりして、これがなかなかいいんですよ。きわめていいんです。

∷∷∷ 専門にとらわれない

笠井　市橋先生はチューターとしてどんな点に留意して、スーパーバイジーの方とかかわってきましたか。

市橋　ひとつは私が教育を受けてきた背景が、藤山先生とはまったく異なるというか、藤山先生がスーパーバイジーに「こういうふうに言わなくちゃ」ということを、私は口が裂けても言わないだろうなっていうようなことがいろいろあって（笑）。藤山先生から「私と違う意見だったらそれを言っていいんだよ」って途中ぐらいから言っていただいて、言うようになったんです。最初のうちは違う意見を同時に発生させると、スーパーバイジーの人が混乱するんじゃないかと思って、言わないほうがいいのかなと思ってたんですけど、結局は違うことを言っても咀嚼されていくっていうのを、終わったあとのフィードバックのやり取りのなかでも見てたので、そんなに躊躇せず言えるようになったかな。

　あともうひとつ、私の参加の仕方が2パターンできていて、出してもらったケースについてすごく考えるというような姿勢で、ケースを眺めてるみたいに参加しているときと、場合によっては、藤山先生とスーパーバイジーのやり取りを聞いて、自分が過去に診てきた人とのことを思い出しているときとあって、べつにそれをどっちにしようかは意識してないんですけど、自分のことを考えて聞いてるときも、それはそれで面白いなと思って参加しています。

笠井　市橋先生が「これは私だったら言わないな」ということを藤山先生に対して言うというのは、もうちょっと説明していただくとどんなことなんでしょう？

市橋　たとえば、藤山先生は個別面接を重視する背景をおもちなので、10代の若い患者さんのときに、「保護者と分けるべきだ」って強く言われるわけなんですけど、私は家族療法とかの背景があって、分けるという習慣はあまりないまま診療しているので、「絶対分けなきゃとは思わないな」とか、そんなようなことですね。

笠井　市橋先生が東大病院で若い人を指導してくださるときに、若い人が精神分析のことをかいつまんで学んできて話すんですが、「聞いたこととできることとは違うので、こういうのを安易に使わないでくれるといいな」というような発言されていることがあるんですね。そういうことについてTPARで留意されていることはありますか？ 藤山先生とか池田先生とか、精神分析の立場の方がスーパーバイジーにアドバイスをしたときに、それをそのスーパーバイジーが“どう真に受けてしまうか”について、心配されたり、留意されていることはあるんでしょうか？

市橋　TPARではそういうことはあんまりないですね。たしかに、精神分析的理解をしようと思ってケースを出している人もいたような気がするんですけど、それ以外は日常的な用語でやり取りされていたりとか、スーパーバイジーの人が自分なりに「精神分析的にはこういうふうになるのかな」っていう考察をされた場合に、藤山先生は日常用語に置き換えていることが多いので、2人のSVに立ち会ったときに用語だけが独り歩きするというリスクはあんまり感じたことはないです。むしろ「こういうときにこういう言葉を使うんだよ」というのを、具体的に教えてもらっている感じ。私も分析はそんなにくわしくないので、それで勉強になるほうが多いかなと。個別にするぶんにはそうしたリスクを感じたことはないですね。

藤山　たしかに、ごくまれにだけど精神分析を一所懸命勉強したがっている人がきて、なんか言うことはあるね。それはそれでいいんだけど、まだ初期の研修だからあんまり凝り固まる必要もないんだよね。

笠井　先ほど藤山先生が精神分析のタームをなるべく使わずに、ということを留意されているとおっしゃってましたけど、まさにそんな感じですかね。

市橋　それはほんとにそう思いますし、スーパーバイジーが使ってしまったときにも、それをわかった言葉としては扱わずに、日常用語の範囲で喋っていらっしゃることが多いかなと。

⠿ 期待されていることを明確にする

笠井　わかりました。スーパーバイザーとしてどのような教育効果を期待しているかとか、TPARの意義っていうのはどういうところで感じているかとか、なにかありましたら。藤山先生いかがでしょうか？

藤山　とにかく、医療っていうのは、患者が必ず治療を受けたがっているという話になっているけど、そうでもなかったりとか、患者が医者に求めているのが治療じゃなかったりとか、いろんなことがあるわけじゃないですか。援助者と被援助者の2人が、本当はなにを期待しているのかというのを明確にしていくことが大事だし、僕はいつもスーパーバイジーの人にも、病歴をフォーマルに喋るわけじゃなくて、あなたはなにを困ってここにいるのというところから話してほしいと言っています。基本的にはなにか問題を待っていて、なにかを援助するという関係なわけで、それは必ずしも治療だったり医学的な教育だったりはしないわけだよね。大事にしているのはどちらかというと、いまの医学教育に欠けているものだと思うんだよね。普通の科だったらそうでもないけど、精神科医だったら僕は初診の面接でたいていどんな患者にもほぼ「あなたは精神科医になにを期待してきたの？」っていう意味の質問はします、それは決して自明のことではないので。人によって全然違うので。そういう患者のニーズというものに敏感になってもらいたいな。そうすれば大がかりな治療をしなくてもニーズだけ応えて、さようならして患者さ

んを医療にくっつけないことだってできるわけですよ、ひょっとした
ら。必ずしも医療にくっつければいいってもんでもないので。そうやっ
て、患者さんのニーズにコンシャスになるように心がけているし、スー
パーバイジーのニーズにもコンシャスになりたいと思ってますね。なに
を困って相談に来たんだろう。なんでこのケースを出してきたんだろ
う、ということをですよね。

　それに近いんだけど、入院のケースは、いったいなんで入院してきた
のかってことを大事に考えてますね。病棟の医者は入院治療だけをやる
のが仕事で、患者はあとは外来に帰っちゃって別の医者に医療全体はマ
ネージされるわけだけど、その入院という時期でいったいなにが期待さ
れているのか、それに注目したいですね。期待している人っていうのは
本人のこともあるけど、家族のこともあるだろうし、実は外来の主治医
の場合もあるだろうし、それは場合によって全然違ってたりしますから
ね。そういうことにちゃんとコンシャスになって、単に「入院目的はな
んとかです」って医学用語で語るのではなくて、誰がなにを期待し、誰
はなにを期待し、それらが非常にまちまちなのか、わりとそろっている
のか、そういうようなことをまずはアセスメントするみたいな、そうい
う感性みたいなものを育てたいなと思ってますね。最終的にこの入院で
自分はなにをしてあげたら、最低限役割を果たしたことになるのか、っ
ていう自分の仕事の定義づけみたいなことができるようになると、臨床
がすごく楽になると思うんだよね。なんか漠然とよくしなきゃとか、い
ろんな人の期待に漠然と応えなきゃってなっちゃうとたいへんなことに
なります。そういうようなことをかなり留意しているのはたしかです。

笠井　そうですよね。入院患者を受けもつときっていうのは、おそらく
スーパーバイジーの皆さんよりも少し上級の外来の主治医が患者さんと
の関係をお互い持ちこたえられなくなった場面だったり、あるいは患者
さんが家族との関係を持ちこたえられなかったときのソリューションだ
ったりすることが多いですよね。

藤山　やっぱりどの科もそうだけど、研修のスタートはたいてい入院治療ですからね。たしかに入院治療というのはほかの人もたくさん見てるという面では安全だったり、チームとして見れるから、外来よりは安心だし、いいんだけど。私なんかは東大紛争のせいで最初から研修は外来で、本当にたいへんだった。次の週までこの患者生きてるんだろうかってことを考えないといけない臨床を最初からやっていたからね。異常な育ち方ですよ。入院治療というのはやっぱりそうじゃなくて、いろんな人が見ていて。早い話がベテランの看護師さんのほうがはるかに玄人ってこともあるでしょ。でも入院のディシジョンっていうのが多元的・多重決定的で、入院治療は誰のニーズにフォーカスするか考えるっていうことをまずはしなければいけないってことをあんまり最初は意識しないですよね。医学モデル的に、「この病気をよくすればいいんだろ」みたいな感じで引き受けちゃう。すると精神科の場合はとりわけ苦労になっちゃう。でも、たいへんですよね、偉そうな先生が偉そうに入院させてきたりする可能性もあるわけなんだから（笑）。

笠井　ほかの科の身体疾患は、病気を治す場としての入院を患者と医師も了解していることが暗黙のうちに前提となっていて、そういうふうに医学教育でも教わっているわけですが、精神科の場合は本当にまったく違いますよね。身体科病棟のカンファランスですと、そもそもなんでこの人入院してきたの？　みたいなことはなかなかディスカッションされないですよね。

藤山　しづらいですよ、先輩の先生が出てきちゃったりするとね（笑）。

笠井　そういうそもそも論を取り扱えるっていうのはTPARの意義かもしれませんよね。

患者に抱く感情

笠井　池田先生はどうでしょうか？

池田 藤山先生がおっしゃっているようなことは、私自身藤山先生を通して学んできたことなのでその通りだと思います。「今日このケースをもってきたのはなんでなの?」って聞いたときに、さっき越膳先生が言っていたように、「この人の診断はなんなんだろうと思って」って言ってたような人が「この人と会いに行くとどうしても相手の言うことを聞かなくちゃいけないような気がして困っているんです」というようなことを言えるようになるのが、非常に大きな目標ではありますよね。

　あと明示的に言っていることではないですけれど、治療者が患者に対してどんな感情を抱くことがあっても、それは悪いことじゃないんだってことですかね。「本当にこの人と会うの嫌だな」とか「この人怖いなぁ」とか「この人、別の治療者のところに行ってくれないかな」とか、あるいは逆に「この人本当魅力的でまいっちゃうんだよな」って思うことがあるわけで、それって一般の医学教育では思ってはならないというか、治療者から患者に向かう感情っていうのはないことになっているわけです。でもそこに蓋しちゃうと、わざとほかの患者より冷たいあしらいをして「転院します」っていうふうに患者に言わせちゃう。そういうようなことって日本の精神医療を見渡したときに日常的に起こっていると思うんです。でも、べつにこの患者に会いたくないと思ってもいいんだよ、そう思っているからといってそれを行動に移すのではなく、その気持ちとどう付き合っていこうかっていうことを教えたいなと思っているので、どういう感情をもってもいいんだっていうことを学んでほしいとは思っています。患者に対してほかの場所ではあんまり話さないようなネガティブな気持ちをTPARっていう安全な環境のなかで扱いたいなって思っていますね。

笠井 病棟のカンファランスでは「この患者さん、足が遠のいちゃうんですよね」とは言えない状況ですもんね。

藤山 理想的には患者をほのぼの好きになるっていうところに落ちつけばいいんだけど、そこまでいくのにそうでもなかったりするんですよ

ね。そういうことっていうのはたしかにあるっていうふうには全然書かれてないというかね。そりゃ、パーソナリティ障害の人なんて、人から嫌われるのがパーソナリティ障害だから、この人と付き合って嫌いにならなかったらおかしいでしょって思うわけですけど、嫌いになることを踏まえて、どう付き合っていくことができるか。変にパーソナリティ障害の人を好きになったら、かえって妙なことが起こっているとしか思えないわけだからね。ごく自然に考えていって、さっきも言ったけど、それを行動にしないで持ちこたえられるか。そういう気持ちがあるんだってことを自分に許せば、かえって持ちこたえやすくなるし、スーパーバイザーとか同僚とかに普通に話せるような環境だったらより持ちこたえやすくなるわけですよね。そういうことを思っちゃいけないっていうような環境にいたら、1人で黙ってないといけないから、持ちこたえられなくなっちゃって、行動に移すしかなくなっちゃうわけですよ。そこで精神分析家は「無意識に行動に移して意地悪をしちゃう」って思ったりもしますけどね、「ついうっかり、外来を忘れたりする」とかね（笑）。いろんなことが起こるように思うわけね。フランクに自分の気持ちに向き合って、いくら精神科医だって患者を嫌いになる可能性もあれば、ものすごく魅せられることもあるだろうし、逆にだからこそ面白いんだって思うし、そういう人間と人間が付き合うってことが基本的に臨床には含まれているってことなんだよね。それが臨床の醍醐味としてあるんだよということを教えたいですよね。そういうことは語られない感じがあるからね。

スーパーバイジーの成長を想って

笠井　スーパーバイザーからどのような教育効果を期待しているかとか意義についてのお話がありましたけど、そのことについてスーパーバイジーの先生方は、自分たちでどのような成長を感じているか、あるいは

どんな苦労があったか、とかでもいいんですが、越膳先生と永野先生からお話しいただけますでしょうか？

越膳　入院の目的とか患者のニーズとか、ほかにも、「なんでこの人こんなことしたの？」「なんでこの人ここでこういうこと言っているの？」って聞かれることで、なんでだろうということをそもそも考えていなかったってことに気づくことが多かったです。なので、膠着していた場面が意外とまだまだやりようがあるし、「けっこう不思議なこと言ってるな、なんでだろう」って、思えるようになる。ただただ「なんかやりにくいな」って思っていたのが、「ここがわかってなかったんだ」とわかる。結局わからないのはわからないんですけど、なにがわからないのかわからない状態から「わからない」ってことがわかる状態に指導を受けてみて変化しましたね。

　もうひとつ思うのは、一緒に面談を振り返るなかで、自分で作ったスクリプトをその場で見ても「こんなこと言ってたな」「なんでこんなこと言ってたんだろう」と思ったり、先生から「なんでこれ言ったの？」って聞かれても、「なんで言ったんだろう」ってことがけっこうあって（笑）。自分であまり気づかずにやっていることも意識化できるようになったり、実際TPARが終わったあとも患者さんと話しててなんか自分が変な気持ちになったとき、なんでいまこんなこと喋ってるんだろうって考える視点がもてるようになったなと。べたっとくっついてるところから距離を取って、なんでだろうと観察する目が作れたのは、TPARのおかげかなと思いますね。

笠井　それは大事な点ですね。苦労した点などはありますか？

越膳　ケースをもっていくときに、いったいなにを言われてしまうんだろうとか……（笑）。

（一同笑い）

藤山　とんでもないこと言われちゃうんじゃないか、ってね（笑）。

越膳　あとは指導受けている最中にも、自分自身が"ええかっこしい"

になっちゃったりとか、モゴモゴって口ごもっちゃったりして、そういう自分を感じたりするのが、結果としては自分のためになったんですけど、苦しかった。苦しいけど、自分に必要な「治療」だったなと感じます。

藤山　苦しいですよね（笑）。やっぱり、自分がいいと思ってやってることに対して、人になにか言われることは基本的に嫌ですよね。「なにを言ってやがんだ」ってなっちゃいますよ。それはそうなんで。そういう気持ちがまったくないとしたら、あまりいいことは起こってないですよね。それは単になんとなく、なんとなく流してるだけで、お互いに無難なことをいってるだけだよね。変にやさしいスーパーバイザーとかいうのもね、嘘っぽいですよね。スーパーバイザーもサディスティックにいじめようとは思ってないだろうけど、でも本当のことを言おうとするとスーパーバイジーにとっては痛かったりするんだよね。だからそこはしょうがないところがあるんだよな。行き過ぎるとたいへんなことになっちゃったり、恨まれたりすることもあるけど。

スーパーバイジーの変化

笠井　越膳先生も、スーパーバイザーの先生からなにか言われて気持ちがイラッとするみたいに、なんらか気持ちが動きますよね。当初はどんなふうにそれを持ちこたえていたかと、1年くらいたったあとはどういうふうにによりうまく持ちこたえられるようになったとか、なにか変化はあるでしょうか？

越膳　言われてイラッとするよりは、SVに行くまでとか、話すこと自体がしんどかったので、特別にこのひと言が突き刺さったっていうのはなかった気がします。でも当初に比べると、後半のほうが「ちょっとわかりません」とか「あ、そういえば聞いてませんでした」とか、申しわけなさを感じずに、素直に言えるようになった気がします。

笠井　永野先生はいかがですか？

永野　院内の先生に軽く相談することはあるんですけど、職場内だとより批判を恐れて、"ええかっこしい"というか、自分を悪くみせたくないっていう気持ちがより強く働く気がするので、職場外の方々に自分の診療の逐語録をさらけ出して、コメントをもらったり、話し合えるのは貴重だったなと思いますね。そういう"ええかっこしい"にならないように、診察の様子がちゃんと伝わるように意識して毎回逐語録とかをもっていくようにはしてました。だんだんそんな見栄が薄れて、自分の感情を素直に話せたり、自分の対応の仕方とも冷静に向き合えて、まだできていない部分もあるんですけど、そんなところも磨かれてきたのかなとは思いますね。

　あと、藤山先生のTPARでは、終わったあとメールで振り返りをやるようにしていて、その場では緊張とかもあって思いつかなかったことも聞けてました。帰り道に市橋先生と話しているなかでとか、2人1組のもう1人のスーパーバイジーと話したりするなかで、いろんな視点からの意見も聞けて、視点が増えれば増えるほど自分の考え方とか捉え方の幅が広がる感覚がして、それはよかったと思います。

藤山　迷わなくなって、なにかがよくできるようになるというよりは、迷ったり悩んだりしても大丈夫になるためのものなんでね（笑）。迷わなくなったり、「これだ！」ってことが精神医学で起こったらおかしいよ。絶えず迷うに決まってるし、患者という1人の全然違う人間が自分の目の前にいるんだから。でもそれに耐えられるってことだよね、大事なのはね。広がりのある視点をもてると、けっこう楽しいってことがわかるのはよかったよね。

越膳　コンサルテーションを受ける側が2人1組でいくっていうのもたしかによかったですね。「あ、こいつも困ってんだな」って。

藤山　1対1でいくのも悪くはないんだと思うけど、やっぱりグループのよさもあるよね。あとチューターの人がいるよさもある。中和される

よね、こちらの毒が。

（一同笑い）

藤山　明らかに僕毒出してるなってときあるよね（笑）。

笠井　スーパーバイジーが２人っていうのも、ピアみたいな意味があるのかもしれないですね。

職場から離れて

熊倉　藤山先生のSVは45分ずつで毎回２人がやっていて、池田先生のグループは、最初90分ごとでやってたんですけど、あるときから45分ずつで計６回中最初の２回をやって、３回目以降に90分ずつやるようにしてきていまして。45分で相談するのと90分で相談するのと、違いがわかったりとか……。

藤山　それいいね。別の体験ができるもんね。45分体験と90分体験と質が違うでしょ。

熊倉　そうすると２人の場合は、１人のスーパーバイジーが計６回中４回ケースを出せるようになって、途中からそれがいいことに気づいて。

藤山　今度それ取り入れてみようかな。さっき永野先生もいっていたけど、なんていったって自分が働いているところの外に行くってことが大事だよね。働いているところのなかでは喋れないことが、喋れるようになるんだよね。なかにいると無意識的にでさえ、ブロックされて喋れないことがあると思うんだよね。外に行くことが大事だし、働いているところとなにも利害関係がないところに来てるっていうのが大きいと思うよ。ここで起こったことは誰にも報告されない。だから私は一度も「この人、変だからまずいよ」って笠井先生に報告してないから（笑）。ひょっとしたらチューターの人は本当にやばいことがあったら報告したりするかもしれないかなとは思っているけど、私はそういうことは一切考えていないからね。ある種の守秘関係だよね。ここだけのことってい

う。

池田　あとは、東大病院で研修を受けている人はそうでもないかもしれませんけど、外病院で研修を受けている人にとって、同世代の人と半年間顔を合わせられるっていうのは、研修を受けている身として、東大のなかで研修を受けているっていう意識ももてるし、ピアの感覚ももちやすいと思いますよね。

笠井　外病院での研修のときってけっこう孤独感が大きいですよね。

藤山　僕はそういう経験ないけど、笠井先生なんかは？

笠井　ええ、外病院で研修しているときは、指導医はいますけども先輩みたいに自分のことをかわいがってくれている感覚っていうのが、大学病院に比べると少し弱かったり、距離がありますよね。

藤山　1人でいきなり行くっていうのはしんどいよね。

越膳　大学では病棟だけの研修で、病棟は多人数のチームで患者さんとかかわりますけど、外来って自分と患者さんの1対1になるんですよね。外病院に行ってから外来をもち始めて、密室になってるところにTPARでチェックの目が入ってくれる、支えてもらえてるっていう安心感がありますし、やっぱり外病院にいたときにありがたかったですね。

藤山　そうか、外の病院だと外来をもたないといけないのか。

笠井　外来を急にもつのはたいへんですよね。

藤山　どんどん新患とかきちゃったりするわけでしょう。新患を診るっていうのはハイスキルだからね。これは診ないでおこうとか、診るにしてもバッチリ診ようとか少しだけ泳がそうとか、いろいろ頭のなかで考えてやらないといけないわけだけど、それをいきなりやらなきゃいけないのは不安だよね。

背景が違うなかでの共通点

笠井　市橋先生はチューターをなさっていることで、ご自身のなかで学

びとか、ほかのことでもいいですけど。

市橋 チューターをさせていただくようになって、大学病院ってなんだか前頭葉優位っていうか、頭で考えて動いているイメージがあったわけですが、そこから離れてそもそも精神科ってこういうことだったなってことを、藤山先生とスーパーバイジーとのやり取りを聞いてて思って（笑）。

（一同笑い）

市橋 「そうそう、精神科ってそういうことをするところだよね」っていうのを思い出せたことがよかったですね。

笠井 市橋先生のおっしゃり方が面白すぎて、いつも笑ってしまう（笑）。自分の批判をされているのについ笑ってしまう。

市橋 いえいえいえ（焦・笑）。そういうふうに理屈でわかるように伝えないといけないと思ってやっているので、すっかり本来精神科ってそういうことだったなっていうのを忘れかけていたことを思い出させてくれたんですよ。

藤山 そういう意味じゃ、私なんかは全然成長がないんですよね。患者とどう付き合うかについて、ずっと同じこと考えているからね。

市橋 あと先ほどもお話ししたように、自分と背景が全然違う人のところへ行くので、どれくらい自分に忍容性があるのか心配で行ったわけですけど、コンテクストとか共通の大事なところを強調されているのを聞いて、大事にしていることとか共通していることが多いなと思ったところに学びがありましたね。普通の総論的な話じゃなくて、個別のケースの話とかやり取りを通して共通点を実感したっていうのがあって、逆に大枠とか考え方とかは全然違うんですけど、大事にしているところはそんなに違わないんだなっていうようなことを感じました。

藤山 そうそう、僕も市橋先生の言ってることで違和感をもったことは一度もないからね。いいこと言うなって。「あぁ、そういう面もあるよなぁ」って思ってますよね。とっても助かってる。

笠井　市橋先生は、ブリーフセラピーのバックグラウンドってことでおっしゃったんですか？

市橋　ブリーフも家族療法もそうだし、コンテクストをとても大事にされているというか、設定のことをいつも最初に確認されるっていうのは、どっちかっていうと家族療法とかそういうものに近くて、自分は家族療法を通して学んだことを藤山先生が別の流れで強調されている、みたいな感じで聞いてました。

藤山　普通の精神科医は自分で考えて設定しなくっても、保険診療のなかでできちゃうからね。その設定だから起こっていることというのがすごくあるんだけど、それに意識的にならないところがあるね。それはこのTPARで学べることかもしれないよね。

笠井　話がそれてしまうんですが、市橋先生はリエゾンというほとんど設定が成り立っていないところで、どのように設定を工夫しているんでしょうか？

市橋　リエゾンの場面だと、全体のなかでどの部分に自分の位置が配置されているのかとかはイメージしてますね。同じ役割として存在するのではなくて、すでに家族の話を傾聴する人とか患者の話を傾聴する人がいるのであれば、そうではない役割としてなにができるかというのを考えるとかですかね。

藤山　それは設定の感覚だよね。

笠井　本日はいらっしゃらない堀越先生も、精神分析とはまったくバックグラウンドの違うCBTがご専門なんですけども、今日話されたような感覚は藤山先生と共通点が多いようで、仕事以外の場で藤山先生と堀越先生が話されていても全然違和感がないので、バックグラウンドが違っても設定のこととかは対立しない感じですね。

その場でのやり取りをめぐって

市橋　あと私が端でSVの様子を見てて面白いなと思ったのは、藤山先生が話されたことについてスーパーバイジーが「自分はどうだっただろう？」ってその場で考えて、その場でコメントを打ち返しているような場面ですね。なにかについてただ話しているのではなくて、その場に自分が参加して、いま考えたことを話しているという場面に出くわすと、「いま、スーパーバイジーのなかで変化が起こっている！」というのを感じて、見てて楽しかったですね。その場で球が打ち返されて、なかで1回考えてから打ち返されるみたいな場面があって。

藤山　ワークしてるっていう感じだよね。基本的にどんな教育も教育される側が、なかでワークしないと教育にはならないわけだから。それは絶対大事なことだと思いますよね。

笠井　そういうことが実際起こっていると感じられるときがあるってことですね。

市橋　毎回全部というわけではなくって、出したケースについてみんなで考えるというときもあるんですけど、打った球がひと回りして戻ってくるみたいな場面があると、勉強になるなと思いました。

笠井　そういう感覚みたいなものはスーパーバイジーも感じるときがありますか？

永野　具体的な例は思い出せないんですけど、質問されたことによる気づきっていうのもありますし、「どうしてそういう質問をしてきたんだろう？」って考えることもありますし（笑）。質問されるとそれについて考えて、打ち返しているうちに自分のなかで新しい考え方が出たきたりして、それについてまたアウトプットして、そんな変化と気づきは感じました。

藤山　質問するというのは、質問の答えを求めているわけじゃなくて質問することによって刺激になって相手が動き出すことを目的としている

わけですよね。サイコセラピーでもそうだと思うけど、それがうまくいくときがあるってことですよね。CBTでも「ソクラテス的問答法」っていうふうに言うよね。

状況のディテールを聴く

笠井　熊倉先生はどうですか？　ご自身の学びはありましたか？

熊倉　先ほど常識的という話が出ましたけど、池田先生も常識的だなって思っていて。どの病院でどういうふうに患者と会ってるのかみたいなことを、まずしっかりディテールまで聴かれてからスーパービジョンされているように見えて。だから無理なことはあまり言われないというか。そこをすごく気をつけていらっしゃるなっていうのは感じているので、もしなにか池田先生が考えていることがあればお聞きしたいなと。

池田　後期研修医は主治医を任されていても、実は決定権ってすごく少ないわけです。病院の経営方針とか、指導医の方針とかありますし、外来主治医の意向もあるし。病棟だったらナースがどういうふうに考えているかとかも考慮しないといけないし。窓口を任されているわりに研修医の決定権は少ないので、そこで苦しんでるってことがあるんですよね。その困っている状況を一緒に困ってあげられたらと思って、最初にどういう状況で診ているのかを聞くことが多いです。治療以外で感じる無力感も医者の仕事のひとつなので、そこは考えてますね。

藤山　患者との間だけの無力感よりも、環境からの無力感のほうがパワフルだよね。

熊倉　たとえば、単科の精神科病院に週1で外勤に行ってて、面接でも病棟のベテランの看護師さんが「医者が変なことしないように」横についてる状態で、“勝手に退院させないように”みたいな病棟からの妙な圧力も働いていて、患者さんは「この医者は退院させてくれない」と怒ってる、みたいな。関係が硬直したまま、退院促進の経験もないなかで

そういう人を診療しながら、「次の１年で転勤になります」とかも伝えなきゃいけない。構造的に弱力化されてるなかで、研修医も苦しんでる。大学病院でも、自分の指導医に対して患者さんがキレてけんかになっちゃって、自分の出る幕もなく、なにもコントロールできないまま患者さんが退院になっちゃいました、みたいな状況だと、もう研修医には主導権がまったくないわけですよね。そうしたなかでの無力感が、TPARで設定を明らかにして話すことで感じられるし、「この状況で、その立場で臨床やってたら、そりゃきついよ」っていうことを池田先生も言われることが多くて。自分ももしその状況におかれたら厳しいなって思うときがありますし。そういうことをきちんと職場から少し離れたところで扱えるって大事だと思うんですよね。もちろん生きて働いていればどうしようもないことってあると思うんですけど。それは患者さんも同じように、というか、自分たち以上に、社会のなかで不条理な体験をして苦しんでいたりすると思うんで。そういうことへの共感性をわれわれも体感して学ぶことで、理解できることがあるだろうなと思います。そういうことをきちんと扱っていくってことはスーパービジョンをするうえでも大事だし、トレーニングを受けるうえでも大事だし、臨床するうえでも大事なんだなって。クライエントがどういう状況で働いていたり、家族とどういう関係なのかを、ディテールまで明らかにするっていうのは大事なのかなと、TPARを通して改めて学んだと思いますね。

∷∷ とにかくやってみる

笠井 ありがとうございます。それでは最後になりますが、座談会に参加されている皆さまから、読者に伝えたいことをお願いいたしたいと思います。藤山先生や池田先生は精神神経学会の精神療法委員会のメンバーでもありますけれども、TPARを書籍にする目的のひとつは、こうした

試みをほかの教育機関でもぜひ行っていただきたい思いがあるからなんですね。そういうことを今後試みようと思っていらっしゃる指導医の方々とか、あるいは若い研修医の方々に伝えたいことがありましたらお願いしたいのですが、藤山先生いかがでしょうか？

藤山　日本にある大学病院といわれるところだけでもいいから、これをやれたら相当違う精神医療になるのではないかと思うのですよ、10年、20年先は。患者さんと付き合うことのベーシックなところについての体験をもてるはずなので、そういうことをできればやってほしいなと思う。「やってみたら？」っていうことが1番言いたいね。そのときにおそらくお金の問題とかね、誰を指導者として連れてくるのとかね。ありとあらゆる批判や文句の対象になるような言説がTPARに対しては起こりうるわけですけど、そういうことがちゃんと許容されるような民主的な場所じゃないと難しいからね。「教授の言っていることが絶対だ」みたいな大学病院の精神科とかではできないですよね。逆にいうとスーパーバイザーが言っていることが絶対正しいということもないわけですよ。普通にいろんなことを話し合っているうちにいいことが起こるよ、っていう文化が日本の精神医療のなかで成熟するということとパラレルなんです。でないときっとダメなんだなと思うし、これをやっている人がそういう文化を作るプロセスに貢献することはあると思うんですよね。それは大事なことだと思うんですよ。

笠井　TPARをほかの大学の先生にご紹介する機会がたまにあるんですけれど、そうすると「自分のところでもやりたいけれども、自分の地域には藤山先生や池田先生のような精神分析家がいないのでできないな」という感想をおっしゃられる方もいるんですね。でも、おそらくそんなことはなくて、今日座談会でお話したことを踏まえれば、精神分析のバックグラウンドがなくても十分に成立可能だと思うんですが、その点について藤山先生なにかございますか？

藤山　そうですよ、分析家である必要なんか全然ないですよ。誰か臨床

をやってて、それなりの感覚をもっている人がいればいいんじゃないか
と思うし、もちろんサイコロジストでもいいと思うし。どうしてもいな
かったら、いまではスカイプとかチャットワークで遠隔地でも簡単にで
きちゃうんだから、そういうことを考えればできないこともないと思う
んです。ただお金のことはね、TPARでは基本的には部分的に自己負担
のシステムをとっているわけですよね。いままでの日本の精神科の歴史
のなかで、自己負担でお金を出して研修を受けるっていうのはないじゃ
ないですか。それは非常に大きなことで、私は逆に素晴らしいことじゃ
ないかなと思うんですけど、それをみんながどういうふうに思うかは心
配なところですよね。

笠井 ありがとうございます。池田先生いかがでしょうか?

池田 今日たまたま私と藤山先生がスーパーバイザー側として参加して
て、2人とも精神分析を専門にしてますけども、べつに藤山先生も私も
精神分析を教えようなんて1ミリも思ってないわけです。もちろん結果
として精神分析に関心をもってくれたらそれはそれでうれしいですけ
ど、それはまったく別問題で、医局とか病院によっては、力動的な考え
方は好きだけどCBT的な考え方は嫌いだとか、あるいは逆にCBT的な
考え方ならいいけど力動的な考え方は嫌だとかそういうところもあるか
もしれませんけども、正直なんでもいいと思うんですよね。精神分析的
な人のSVを受けたからといって後期研修医は精神分析的な臨床家にな
るわけではないですから。誰でもいいので臨床をちゃんとやってる人に
トレーニングを受けられるという環境を作っていくという視点であれ
ば、ある程度のところまでは可能なのではないかなと思っているんで
す。決してなにか特定の精神療法の専門家を育てようとしているわけで
はないんですよね。

笠井 ありがとうございます。越膳先生いかがですか? 今後こうした
活動を始めるに当たって、同じような立場にある方に向けてなにかあり
ますか?

越膳　僕が東大に入局しようって決めたのは、後期研修のプログラムでコンサルテーションを受けられるのが魅力的にみえて、それが大きなポイントでした。想定していなかったよい変化が自分の内側で起きたので、受けているか迷っている初期研修・後期研修医の方には、とりあえず受けてみたらいいんじゃないでしょうかと伝えたいと思います。

　あと、お金のことがお話に出ましたけど、最初は少し衝撃で「あ、5000円払うんだ」と。でも払ってみるとそのぶんなにか持って帰ろうというか、教えられる一方ではなくて、ちゃんと教えられようと思うので、悪いものではないなと思いました。

　あと誰から受けるかということについては、僕は4人の先生方からTPARを受けたんですけど、心理士の津川先生でもCBTの堀越先生でも、特定の内容に偏ることはなくて、むしろ「あ、そういえばこのことほかの先生からも言われたな」ということがよく起こりました。どの先生からも自分と患者さんの関係をどう扱うかっていう精神療法の1番基本的なところを教えていただいたと感じます。

藤山　そうなんだ、4人受けたんだ。

笠井　通常は1年間で2人ですが、2年間受けられたんですね。それはたいへん貴重な経験ですね、どの先生もおっしゃることに共通点が多かったんですね。これは大事なメッセージですね。永野先生はいかがですか？

永野　TPARを受けてなかったら、おそらく自分が患者さんとどう接しているかとか、台詞まで含めて赤裸々に公開して誰かに見てもらう経験がないまま、いまに至っていたと思うので、利害関係なしにいろんな人に見てもらう場が用意されているというのは、とても貴重だったなと思いました。患者さんとの付き合い方もそうですし、自分がどんな感情を抱いているか一歩引いた目線で見たりだとか、そんな感情をもっていいんだと思えたり。外来を持ち始めた頃は常に不安に感じていて、診察の前日は「明日どんなことを話そう」とか「どんなことを言われるだろ

う」といまでも少しドキドキするんですけど、そんなケースをもっていくことによって、支えられたり不安をもちつつも患者さんと接していけるようになるっていうところは、本当に助けになったと思いますね。意外と精神科の研修でそういうのはないので、他の病院でもやれるといいんじゃないかなと思いました。実際、いま働いている病院でもTPARの話をすると、自分もやりたいとか、いいなというコメントをもらいました。

∷ SVで危惧されること

笠井 ありがとうございます。市橋先生いかがですか？

市橋 自分ができているわけではないんですけど、TPARを通して瞬発力というか、その場で反応する力を身につけていってもらえるといいなと思いながら参加してますね。

　あと、私が一番危惧しているのが「TPARを受けたからもういいもんね」っていう人が出てきたら困るなって。

藤山 「いいもんね」っていうのはどういう意味？

市橋 「TPARを受けたから、ほかの人たちよりも精神療法のトレーニングを受けた」みたいに思われると、その人はそこで成長が止まってしまって、その場で起きていることにアウェイクではなくなるので、そういうふうにならないように、この試みが続いていくといいなと思います。いまのところそういう場面には遭遇していないですけどね。

笠井 非常に重要なコメントだったと思います。熊倉先生いかがでしょうか？

熊倉 読者に伝えたいこととは違うんですけど。治療者としては自分はまだまだトレーニングの途中なので、もっとSVも受けないといけないし、勉強もしていかないといけないと思ってます。それから、自分は社会精神医学をやろうっていう立場でもあるので、市橋先生も言いました

けど、このSVという取り組みの副作用というか、これによってなにを
失っているのかとか、批判的に考えないといけないなとも思います。た
とえば、治療者の創造性が失われているかもしれないし、なにか主体性
が失われるときがあるかもしれないし、先輩たちから引き継ぐべきでは
ないことばとか慣習とかもあるかもしれないので。そういうようなこと
も自分たちの世代、というか自分で考えていかないといけない。それが
自分たちの世代の仕事であり、チューターの役割でもあるかなと思いま
す。時代の変化に合わせてアップデートしないといけないことが必ずあ
るはずなので。

笠井　以前に熊谷晋一郎先生と藤山先生に別の機会に対談いただいたこ
ともあって。熊倉先生のような社会精神医学の先生にそうしたことにつ
いても考えていただいたり、発信していただくことは、大事なことかと
思います。そういうふうに、必ずしもスーパーバイザーのおっしゃって
いることにふむふむと頷いているだけじゃないチューターがいるってこ
とも大事な構造なのかなと思います。

　本日はTPARという試みが従来の医学教育や精神科医の通常の研修制
度に欠けている部分、患者さんが医療に抱いているさまざまな期待とか
空想とかニーズを持ち込んでこられるときに、どのような関係を作って
持ちこたえて悩むかということについて、深い学びができていることが
非常によくわかりました。また、そうした構造をスーパーバイザーとス
ーパーバイジーとチューターがどういうふうに作っているのかというこ
とと、それをほかの大学などの教育機関でも取り組んでいただけるもの
であることを、十分に伝えることができた座談会であったかなと思いま
す。本当にどうもありがとうございました。

スーパービジョンの帰り道

熊倉陽介

はじめに

　東京大学医学部精神神経科が研修医（専攻医）向けに行っている TPAR（Training in Psychotherapeutic Approaches for Residents）では、2014年の開始当初から、4名のスーパーバイザーそれぞれに対して1名ずつ「チューター」が配置されている。チューターはスーパーバイザーと研修医のスケジュールを調整し、それぞれの研修医がスーパービジョンを受ける場面に一緒に参加する。筆者は池田暁史先生のチューター役として、本章執筆時点で23名の研修医のスーパービジョンに同席した。いわば、研修医の「お兄ちゃん役」のような立場でスーパービジョンに継続的にかかわり、一緒に多くの学びをいただいている。スーパーバイザーでもスーパーバイジーでもない第三者的な立場から見るこの研修医のスーパービジョンという営みについて、その構造に着目しながら記述してみたいと思う。

スケジュール調整

　各タームの初回のスーパービジョンの3ヵ月ほど前から、来たる半年間のスーパービジョンのスケジュールを事前に立て始める。しかし、年度をまたぐ場合、研修医はその時点では、次年度の勤務先での当直の体

制がどのように決まるのかを含めて、先行きの見通しが立たない状況に
おかれている場合が多い。次年度の自分が、何曜日の夜に職場を抜け出
して、オフィスでのスーパービジョンを受けやすいのかわからないので
ある。こうした研修医の勤務状況等を考慮したうえで、スーパーバイザ
ーと、原則２名のスーパーバイジー、チューターの計４名で都合を合わ
せ、基本的に平日の19時30分から月に１度、90分のスーパービジョンを
設定している。

　半年間の日程を調整して枠組みを事前に決定し、その時間については
互いにほかのいかなる仕事も断ることによって、それぞれが業務で多忙
ななかでも、医師たちがスーパービジョンを受けることが可能になる。

90分間のスーパービジョン

　研修医の２人は、19時前頃までになんとか業務を切り上げ、病院を急
ぎ足に出てスーパーバイザーのオフィスに向かう。19時25分に２人のス
ーパーバイザーとチューターはオフィスの玄関で集合し、入室する。

　各回90分間と定められた時間の使い方は各グループに任されており、
それぞれ異なっている。池田先生のグループでは、合計６回のスーパー
ビジョンのうち、最初の２回を２人が45分ずつ受け、残りの４回を１人
が90分各回交互に受けることにしている。これによって、それぞれのス
ーパーバイジーは、６ヵ月で合計６回にわたるスーパービジョンのう
ち、４回をみずからが受ける立場になるため、主体的な参加の機会が増
える。また、それぞれのスーパーバイジーは、45分と90分の両方の時間
枠のスーパービジョンを体験することができる。まずは45分のスーパー
ビジョンを通して感触をつかみ、ゆっくりと１人で90分の時間を使うス
ーパービジョンのための準備をすることになる。45分で相談できる内容
の質や量と、90分で相談できる内容の質や量の違いを体感することに
も、ひとつの意義があるように思われる。毎回違うケースを提示しても

よいし、同じケースについて連続して相談することも推奨している。

参加型グループ

　レジュメはA4用紙で合計６、７枚程度（45分の場合は４、５枚程度）まで、患者情報は1.5枚程度までとし、面接の様子やどのようなやり取りをしたかがわかるように記載して、それぞれのスーパーバイジーが人数分印刷して持参する。ケースの選択は研修医に任せられているため、良くも悪くも、最も困難に感じているケースを相談の俎上に載せることができるかどうかは、研修医の力量や性格によるところがあると思われる。

　スーパーバイジーがケースを提示し、基本的な事柄の確認を含めた質問やコメントを４人でしていく。基本的にはスーパーバイザーがコメントをするが、もう１人の研修医やチューターも、気になる点について質問したり、考えを述べながらスーパービジョンは進む。スーパーバイザーとスーパーバイジーによる１対１の個人スーパービジョンではなく、グループスーパービジョンの形式をとっていることで、異なる立場の複数名の見方が重なり合いながら検討がなされ、ケースの理解も多角的に深まることが特徴といえるだろう。同席するもう１人のスーパーバイジーにとっては、クライアントの立場に立ったり、セラピストの位置に立ったり、スーパーバイジーの立場に立ったりしながら観察し、想いを巡らす沈黙の時間を確保することもできるし、意見を述べることもできる。

複合的な困難

　スーパービジョンにはさまざまなケースが持ち込まれる。スーパーバイザーはケースの理解を深めつつ、面接における患者とのやり取りに焦

点を当て、「自分だったらこう言ってみるかもしれない」という具体的
な応答の仕方も例示しながらスーパービジョンを行う。その際に、研修
医がどのような病院で働き、どのような立場や状況で診療しているのか
を慎重に聴きながらコメントしていることが印象的である。どのような
場や状況で診療しているかを丁寧に確認しながら考えることは、とくに
研修医のスーパービジョンを行ううえでは重要であると思われる。とい
うのも、多くの場合、研修医が体験している困難は、自身の働く状況と
のかかわりを含めて複合的だからである。

　たとえば、まだ精神科医として働き始めて1年目の研修医の場合、精
神科の診断体系の理解も不十分ななか、外来主治医の述べる診断に対し
て釈然としない想いを抱えながら、主体的にアセスメントを行うことも
できないままにいわれた通りに診断している場合がある。精神科診断
と、それに基づいた薬物療法の選択をはじめとした、医学的な治療方針
に対して自信をもてずにいることも少なくない。比較的典型的であると
思われる精神疾患の治療にあたっても、その入院治療から外来での診療
までを含めた回復のプロセスを目の当たりにした経験が少ないうちは、
先行きの見通しをことばにして患者に伝えにくい場合ももちろんある。
加えて、チームで診療にあたっている場合、同僚とのコミュニケーショ
ンがうまくいっていないこともある。週1回、外勤先としての精神科病
院で、長期入院患者の退院を支援する場合などに、非常勤医という立場
では取り扱うことの難しい課題が生じていることもある。

　このように、患者とかかわる研修医自身がおかれている状況もさまざ
まに複雑であるなかで、患者の側から持ち込まれるさまざまな訴えや想
いをどのようにくみ取り、治療に活かすことができるかという点を、ス
ーパーバイザーを中心にグループで考えていくことになる。

職場から離れて

　精神療法的なかかわり以前の課題として、純粋に精神医学的な知識が足りないことによって研修医が困っていると思われた場合などには、スーパービジョンの終了後に、チューターの立場から参考になりそうな書籍等を紹介することもある。とくに指導医とともに診療にあたる病棟ではなく、1人で外来診療を始めたばかりの頃には、自身だけで抱えることなく、勤務する病院の外側にも医師が治療方針を相談できる場があることは、患者にとっても有益であろう。90分のスーパービジョンを終えたあとのこうした雑談を含めて、研修医の日々の診療に少しでも役に立つ営みになればと思う。

　職場から物理的に離れて、いつもの同僚や指導医とは別の立場の精神科医と、ゆっくりと時間をかけて臨床について話し合う時間は、さまざまな気づきを与えてくれる。こころの臨床と向き合い、自己研鑽し続けることは簡単ではない。だから、このような機会を通していただいた、臨床に向き合い切磋琢磨し合える同僚とのつながりは貴重だ。半年間のスーパービジョンが終わったあとも、同窓会的にときどき集まっては、互いに近況報告をすることを心がけている。

スーパービジョンの帰り道

　決められた時間通りに定期的にオフィスに通い、行き帰りの道のりで自問自答することを含めて、スーパービジョンという営みを構成していることが、続けるにつれて実感を帯びてくる。

　もちろん、スーパーバイザーがすべてを解決してくれるわけではない。スーパーバイザーが日々向き合っているクライアントは、スーパーバイジーが向き合っているクライアントとは違う。多くの場合、若手であるスーパーバイジーのほうが現時点においては混沌として複雑な最前

線の臨床現場のなかで働いているであろうし、その臨床のリアリティの
すべてが、職場から離れたオフィスに伝わるわけではない。もちろん、
クライアントと治療者であるスーパーバイジーとの心のやり取りは、ス
ーパーバイジーを通してスーパーバイザーに伝わる。けれども、スーパ
ービジョンのなかでスーパーバイザーからスーパーバイジーへと与えら
れたことばは、スーパーバイジーがクライアントとの間でそのまま用い
ることができるものではない。スーパービジョンのなかでは、クライア
ントにとっての新しいことばは産まれえない。新しいことばは、治療者
自身が、クライアントとの間で産み出す必要がある。

　だから、スーパービジョンの帰り道、私たちは、1人で考える必要が
ある。スーパービジョンのなかで語り、語られたことばを咀嚼し、みず
からの心に起こったことをみつめたうえで、明日以降に私はクライアン
トとの間でどのようなことばを一緒に紡ぎうるのかと、孤独のなかでみ
ずから問う必要がある。クライアントと向き合ってかかわり続け、その
かかわりの最中にみずからをスーパービジョンし、新しいことばをクラ
イアントと一緒に産み出すことができるのは、スーパーバイザーではな
く、まぎれもない私であるからだ。

　何度も同じオフィスに通い、スーパービジョンを受け、ともに考え、
何度も同じ帰り道を歩くなかで、1人になって孤独に考える。この構造
のなかにこそ、自分のこころを使えるようになるための仕組みが内在し
ていたのだ。スーパービジョンの帰り道にふとそう気がつく。

　この文章を書いてから出版されるまでの間に起こったCOVID-19のパ
ンデミックによって、スーパービジョンはオンラインで行うことを余儀
なくされた。出版される頃には状況がどうなっているかわからないが、
現時点でスーパービジョンはオンラインに切り替えられている。「スー
パービジョンの帰り道」がなくなった。けれども、概念としての「スー
パービジョンの帰り道」は残っている。社会環境の変化によって、心理

臨床のなにが変わり、なにが変わっていないのか、考え続けていかなければならない。

スーパービジョンのスーパービジョン
：なにを引き継ぎ、なにを引き継ぐべきではないのか

　縦の系譜から学び、先輩や同僚とつながり、共同性のなかで支えられることは、臨床と向き合い続ける力になる。スーパービジョンは専門職のトレーニングのなかで必要不可欠な営みであり、スーパービジョンが専門性を作る。精神科医が精神療法のスーパービジョンを受けるという営みは、まだまだ広がっているとは言いがたい。このトレーニングの実際や、運用のためのシステムなどの方法論を整理しながら深め、広めていく必要がある。

　それと同時に私たちは、スーパービジョンの限界ともきちんと向き合わなければいけない時代を生きているようにも思う。精神保健医療福祉を取り巻く状況やパラダイムは、日々変化している。当事者の存在感が高まる時代に、専門職のあり方は問い直しを迫られている。

　先の世代が専門知として蓄積してきたことばや文化のなかには、引き継ぐべきものと、引き継ぐべきではないものがある。当事者と専門職の共同創造の時代に、専門職だけが集まるコミュニティのなかでクローズドに行われるスーパービジョンには、問い直す必要のあることばやものの見方が必ず含まれているはずだ。引き継ぐべきではないことばを改変する場は、当事者との共同のなかにあり、目の前のクライアントとの対話のなかにある。自分たちが専門職としてのトレーニングの過程でどのようなことばや文化をインストールし、どのような価値に基づいた専門性を身につけているのか。そのことばや文化は、現代社会のなかでどう位置づけられ、当事者の目にどのように映るのか。そう問い直しながら、縦の系譜のなかで語られる、そのまま引き継ぐべきではないことば

を冷静に見分け、そのことばが産まれて引き継がれてきた歴史や文脈を理解したうえで距離をおき、ことばを書き換えていく必要がある。

　私たちは、スーパービジョンという構造のなかに存在する権威勾配を認識したうえで、人と人との関係性をスーパービジョンするという行為によって成り立つ専門性が、専門職と当事者との間に存在する権威勾配とどのようにかかわっているか、冷静にみつめることを求められている。スーパービジョンするということと権力の間の関係に自覚的になる必要がある。そのためには、スーパービジョンという営み自体についてもみずからスーパービジョンするための知をもつことと、スーパービジョンを公開し、その外部からの公正な批判の声に耳を傾け続けていく必要性がある。

　そのために本書は編まれた。

編者紹介

藤山直樹（ふじやま・なおき）

福岡県生まれ。精神科医、精神分析家。上智大学総合人間科学部心理学科教授を経て、現在は個人開業。主な著書に『落語の国の精神分析』（みすず書房、2012年）、『精神分析という語らい』（岩崎学術出版社、2011年）、『精神分析という営み』（岩崎学術出版社、2003年）など。

津川律子（つがわ・りつこ）

東京都生まれ。臨床心理士、公認心理師。現在、日本大学文理学部心理学科教授、同心理臨床センター長、日本臨床心理士会会長。主な編著書に『心理的アセスメント』（共編、遠見書房、2019年）、『面接技術としての心理アセスメント』（金剛出版、2018年）、『シナリオで学ぶ心理専門職の連携・協働』（共編、誠信書房、2018年）など。

堀越　勝（ほりこし・まさる）

臨床心理士。現在、国立精神・神経医療研究センター認知行動療法センター長。主な著書に『スーパービジョンで磨く認知行動療法』（共著、創元社、2020年）、『感情の「みかた」』（いきいき株式会社出版局、2015年）、『精神療法の基本』（共著、医学書院、2012年）など。

池田暁史（いけだ・あきふみ）

山形県生まれ。精神科医、臨床心理士。現在、文教大学人間科学部臨床心理学科教授。主な訳書に『メンタライゼーション実践ガイド』（監訳、岩崎学術出版社、2019年）、『精神力動的精神医学』（監訳、岩崎学術出版社、2019年）、『米国クライン派の臨床』（共訳、岩崎学術出版社、2011年）など。

笠井清登（かさい・きよと）

香川県生まれ。精神科医。現在、東京大学大学院医学系研究科精神医学分野教授。主な編著書に『統合失調症update』（共編、医歯薬出版、2018年）、『精神科研修ノート改訂第2版』（共編、診断と治療社、2016年）、『精神疾患の脳画像ケースカンファレンス』（共編、中山書店、2014年）など。

執筆者紹介（50音順）

市橋香代（いちはし・かよ）
東京大学医学部附属病院精神神経科特任講師

井上隆志（いのうえ・たかし）
東京都立小児総合医療センター児童・思春期精神科

宇野晃人（うの・あきと）
東京都立多摩総合医療センター精神神経科

越膳航平（えちぜん・こうへい）
東京大学医学部附属病院精神神経科

熊倉陽介（くまくら・ようすけ）
東京大学大学院医学系研究科精神保健学分野

近藤伸介（こんどう・しんすけ）
東京大学医学部附属病院精神神経科特任講師

榊原英輔（さかきばら・えいすけ）
東京大学医学部附属病院精神神経科助教

佐藤駿一（さとう・しゅんいち）
虎の門病院分院精神科

永野渓舟（ながの・けいしゅう）
東京都立松沢病院精神科

精神 療 法トレーニングガイド
せいしんりょうほう

2020 年 9 月 17 日　第 1 版第 1 刷発行

編　者　藤山直樹（ふじやま・なおき）

　　　　津川律子（つがわ・りつこ）

　　　　堀越　勝（ほりこし・まさる）

　　　　池田暁史（いけだ・あきふみ）

　　　　笠井清登（かさい・きよと）

発行所　株式会社日本評論社

　　　　〒 170-8474　東京都豊島区南大塚 3-12-4

　　　　電話 03-3987-8621（販売）　-8598（編集）

印刷所　港北出版印刷株式会社

製本所　牧製本印刷株式会社

装　幀　図工ファイブ